LA PHARMACIE

SANS

LE PHARMACIEN.

PARIS, IMPRIMERIE DE DECOURCHANT,
Rue d'Erfurth, n° 1, près l'Abbaye.

LA
PHARMACIE

SANS

LE PHARMACIEN,

MISE A LA PORTÉE DES GENS DU MONDE,

OU

MOYENS SIMPLES

De préparer des Médicamens faciles à exécuter et peu dispendieux, dont l'emploi est le plus commun dans les maladies, maux, accidens et indispositions qui affligent l'humanité.

OUVRAGE INDISPENSABLE

AUX DAMES DE CHARITÉ, AUX CURÉS, AUX MAIRES, AUX COMMUNAUTÉS RELIGIEUSES, AUX PENSIONNATS, AUX MANUFACTURIERS, AUX OUVRIERS, AUX PROPRIÉTAIRES, AUX SAGES-FEMMES ET AUX PERSONNES QUE LEUR PHILANTHROPIE PORTE A SECOURIR L'HUMANITÉ SOUFFRANTE.

Dédiée à la Classe indigente.

PAR A. P*****,

Ex-Pharmacien en chef des hôpitaux de Barcelonne.

PARIS,

GOEURY, LIBRAIRE,

PAVÉE SAINT-ANDRÉ-DES-ARCS, Nº 15.

—

1828.

INTRODUCTION.

J'avais depuis long-temps conçu l'idée de publier la *Pharmacie sans le Pharmacien*. Dans mes voyages j'avais été à même de remarquer l'incurie des gens de la campagne et des habitans des petites villes pour la préparation des tisanes les plus simples, des médicamens et topiques dont on fait le plus souvent usage.

Ce qui me frappa surtout, ce fut le peu de surveillance des médecins de campagne, qui ne veillent nullement à la préparation des médicamens qu'ils prescrivent ; et l'on sait que, faute des soins nécessaires à la préparation de ces médicamens, les résultats en sont nuls et

a.

quelquefois même contraires à ceux qu'on en attendait.

Combien de fois étant chez le paysan et le bourgeois, même dans les hôpitaux de province, n'ai-je pas été à même de vérifier ce fait en apprêtant les remèdes et en fournissant l'instruction pour les préparer selon les règles de l'art, et avec le plus d'économie possible pour le malheureux et pour le malade!

Nombre de dames habitent la campagne pendant une grande partie de l'année. Bonnes et compatissantes, elles ont formé chez elles de petites pharmacies où l'on trouve les remèdes et les drogues indispensables dans le premier besoin; les plantes salutaires qui entretiennent ou rendent la santé; des bandes et de la charpie pour le pansement des plaies et des blessures, et des liqueurs cordiales qu'elles distribuent aux malheureux blessés ou infirmes.

Malgré le zèle et la bonne volonté de ces personnes, il faut un guide dont plusieurs sont entièrement privées, sans lequel elles sont à chaque instant arrêtées, et qui, si elles le possédaient, les mettrait à même de suivre le penchant qui les porte à ces actes de bienfaisance.

Parcourant les pays étrangers et nos départemens, j'avais rédigé pour mon usage particulier certain nombre de formules ; je les communiquai à plusieurs dames charitables et à de respectables curés de campagne, qui apportaient près de leurs paroissiens les secours spirituels et temporels; et c'est sur l'invitation réitérée de ces bienfaiteurs de l'humanité que j'ai revu mon travail avec soin, que je l'ai augmenté de ce que j'ai cru devoir être nécessaire, et que je me suis déterminé à le publier.

Toutes les ordonnances indiquées sont faciles à préparer; et j'ai souvent cherché les moyens d'en simplifier la préparation. J'ai rapporté tout ce que ma mémoire et l'expérience de plus de trente ans d'exercice dans les hôpitaux civils et militaires de France et de l'étranger pouvaient me fournir de renseignemens.

Dans une institution ou pensionnat il n'est pas indifférent, soit pour le proviseur, soit pour l'économe, et même la maîtresse de l'établissement, de pouvoir composer, sans crainte de commettre des erreurs, des remèdes que nécessitent à chaque moment ou l'imprudence ou un état de maladie des enfans confiés à leurs soins. Il en est de même pour *les communautés religieuses*, pour *les séminaires*, pour *les petits villages, hameaux*, et même pour *chaque ménage* dans les *grandes villes*. Je n'ai indiqué les recettes qu'après les avoir préparées quelques *centaines de fois* par année.

Pourquoi nos dames d'aujourd'hui n'apprendraient-elles pas un peu de médecine et de chirurgie? Aux siècles brillans de la chevalerie, l'étude de la médecine pratique et de la chirurgie, surtout celle qui regarde le traitement des plaies, entrait dans l'éducation des jeunes demoi-

selles de qualité; ces talens leur deve-
naient souvent utiles pour leurs pères,
leurs frères et leurs maris lorsqu'ils re-
venaient des tournois ou des combats,
enfin pour les chevaliers qui arrivaient
blessés dans un château. Dès la plus
haute antiquité jusqu'à la fin du dix-
septième siècle, ce n'étaient que des
femmes qui pratiquaient les accouche-
mens; et, parmi ces dernières, il s'en
trouve aujourd'hui de très-habiles et de
très-instruites, auxquelles sans doute
cet ouvrage ne sera pas indifférent.

De tous les *Manuels* publiés sur l'art
de guérir, il sera sans doute celui qui
méritera d'être le mieux accueilli du
public, en ce qu'il doit convenir à toutes les classes de la société, riches, pau-

vres, malades, même ceux en bonne santé.

Justifier son titre sous tous les rapports; être utile à l'humanité; fournir aux habitans des grandes villes, et particulièrement aux habitans des campagnes, les moyens de préparer sûrement et à peu de frais les médicamens que l'on emploie le plus communément; donner la préparation la plus convenable, la moins dispendieuse et la plus facile à exécuter *soi-même*; soulager l'humanité souffrante; éclairer le peuple sur l'usage et la composition des médicamens, tel est le but de l'auteur que *trente années de travaux pharmaceutiques* ont familiarisé avec les secrets de l'art.

Les pharmaciens auraient tort de prendre ombrage de ce titre ou de croire que l'on veut porter atteinte à leur prérogative; le soulagement de l'humanité est le seul but de l'auteur. D'ailleurs, ce recueil ne renferme aucun des médicamens dont l'usage pourrait être nuisible s'ils n'étaient préparés selon les règles de l'art.

LA PHARMACIE

SANS

PHARMACIEN.

TISANES.

Les tisanes se faisant toutes, ou presque toutes, par *infusion* ou par *décoction*, nous avons pensé qu'il serait convenable de donner quelques notions sur chacun de ces procédés.

DE L'INFUSION.

L'infusion se fait en versant de l'eau bouillante sur une substance que l'on soumet à cette opération. Le temps pendant lequel on doit laisser infuser varie de quelques minutes à un quart d'heure. C'est ainsi que le thé, par exemple, donne au bout de quelques secondes une infusion différente de celle qui a duré quelques minutes, et que si l'on prolonge encore davantage, elle acquiert encore d'autres propriétés. La première infusion est presque sans saveur et sans odeur, aussi la rejette-t-on le plus souvent; la seconde est riche en arome et en goût; tandis que la troisième est âcre, amère et tout-à-fait désagréable.

Cette règle est applicable à la plupart des infusions; les exceptions, s'il s'en rencontre, seront indiquées au fur et à mesure qu'elles se présenteront.

Il y a une espèce d'infusion qui se fait à froid; c'est ainsi que, par exemple, l'ipécacuanha se fait infuser pendant douze à quinze heures, au lieu de se donner en poudre.

DÉCOCTION.

La décoction est une opération à laquelle on a recours toutes les fois que l'infusion ne suffit pas pour extraire tous les principes solubles d'un corps.

Il y a trois espèces de décoction : la décoction *légère*, la décoction *moyenne*, et la décoction *forte*. La décoction est légère, quand elle ne dure que trois ou quatre minutes ; c'est ce que l'on appelle vulgairement faire *jeter un bouillon*. La décoction est moyenne, quand elle se prolonge pendant dix, quinze ou vingt minutes : c'est la plus fréquemment employée. Enfin, la décoction forte est celle qui se prolonge pendant six, dix et même quinze heures : elle s'applique plus particulièrement aux racines.

DES TISANES.

On donnait autrefois le nom de tisane ou ptisane, à la décoction d'orge, plus ou moins réduite par l'évaporation ; aujourd'hui ce nom s'applique indistinctement à tout produit d'une infusion ou décoction quelconque, que l'on fait prendre dans le courant de la journée, et dont la quantité varie depuis trois ou quatre verres, jusqu'à une pinte ou deux.

1. Tisane *de chiendent*. On fait bouillir pendant quelques minutes un petit paquet de chiendent ; on jette le produit de cette première opération, qui renferme le principe amer de la première enveloppe de cette racine, ainsi qu'un goût de poussière qui serait très-désagréable ; on brise le chiendent au moyen de quelques coups de

marteau, et on le soumet à une nouvelle ébullition, qui doit durer un quart d'heure environ. Cette tisane, que l'on édulcore soit avec du miel, soit avec du bois de réglisse, est légèrement diurétique. On l'emploie dans les fièvres inflammatoires et bilieuses.

2. Tisane *d'orge*. Après avoir fait bouillir pendant cinq à six minutes une cuillerée ou deux d'orge dans une pinte d'eau, jetez cette première eau, et faites bouillir de nouveau l'orge dans la même quantité d'eau, jusqu'à réduction d'un tiers.

Cette tisane, que l'on peut édulcorer comme la précédente, jouit à peu près des mêmes propriétés, et peut être donnée dans les mêmes circonstances.

3. *Oxycrat.* Cette tisane se prépare en ajoutant une once de vinaigre par livre d'eau; on l'édulcore si on le juge convenable; mais

sans cela même, c'est une des boissons les plus saines dont on puisse faire usage dans les chaleurs, à l'époque de la moisson.

4. *Limonade*. La limonade se fait en coupant un citron par morceaux, en versant dessus une pinte d'eau bouillante, et en y ajoutant deux onces de sucre.

On fait encore une autre limonade, qui diffère de la précédente, en ce qu'on ne fait qu'exprimer le jus du citron sur du sucre, et y ajouter de l'eau ; elle s'appelle limonade *extemporanée*.

Cette tisane et la précédente sont spécialement données dans les cas de fièvres inflammatoires, pour calmer la soif, qui est ordinairement très-intense.

5. Tisane *pectorale*. Les fleurs de coquelicot, de mauve, de tussilage, de bouillon-blanc, de violette, sont les espèces dont on se sert pour faire cette tisane. On peut les faire in-

fuser ensemble ou séparément; elles n'exigent qu'une infusion moyenne, et on les passera dans un linge fin, surtout si on emploie le bouillon-blanc, qui laisse une quantité considérable de petits filamens soyeux qui provoquent la toux au lieu de la calmer.

Cette tisane, que l'on aromatise avec le sirop de gomme, de guimauve ou de capillaire, est convenable dans les rhumes et dans les affections aiguës de la poitrine, ainsi que dans les irritations de l'estomac.

6. *Autre.* Graine de lin fraîche, une cuillerée à bouche que l'on fera infuser pendant un quart d'heure dans une pinte d'eau bouillante.

7. *Autre.* Tisane *de lichen.* Cette tisane se fait par décoction. On commence par laver dans de l'eau bouillante une demi-once de lichen; on lui enlève par ce moyen son principe amer et son goût de poussière, puis on

le fait bouillir dans une pinte d'eau, jusqu'à réduction d'un tiers.

Cette tisane est employée dans les cas de phthisie pulmonaire; on y ajoute le lait de vache que l'on mêle à parties égales.

8. *Autre.* Faites bouillir pendant une demi-heure *dattes, jujubes* et *raisins de Corinthe,* de chaque une demi-once dans une pinte d'eau; passez, et ajoutez sirop de guimauve ou de gomme, une demi-once.

Cette tisane est une des plus adoucissantes que l'on puisse prendre.

9. Tisane *fébrifuge.* On fait bouillir jusqu'à réduction d'un tiers, deux onces de quinquina concassé dans une pinte et demie d'eau, puis on fait infuser pendant deux ou trois minutes; dans cette décoction, une pincée de feuilles de bourrache, de chicorée et de fumeterre; on passe et on laisse refroidir : malgré cette précaution, cette tisane dépose,

et demande à être agitée toutes les fois qu'on veut en faire usage.

10. *Autre.* Faites infuser à froid pendant vingt-quatre heures deux onces de quinquina concassé dans deux livres d'eau, et passez.

Ces deux tisanes jouissent des mêmes propriétés ; mais celle faite à froid est plus énergique. On les emploie l'une et l'autre pour couper les fièvres intermittentes et dans les fièvres adynamiques, comme partie du traitement tonique et stimulant.

11. Tisane *diurétique.* Faites bouillir une once de racine d'asperge dans une pinte d'eau, pendant une demi-heure, et passez.

Autre. Queues de cerises, une demi-once que l'on fait bouillir dans une pinte d'eau pendant une demi-heure.

Ces deux tisanes, qui ont bien quelques propriétés diurétiques par elles-mêmes, le deviennent beaucoup plus encore quand on y ajoute quelques grains de sel de nitre, six à huit grains par pinte de liquide.

12. Tisane *astringente*. Faites bouillir une cuillerée à bouche de riz dans une pinte d'eau jusqu'à réduction d'un quart.

13. *Autre*. Corne de cerf, une demi-once; mie de pain, une once; faites bouillir le tout dans une pinte et demie d'eau jusqu'à réduction d'un tiers.

On augmente les propriétés astringentes de ces deux tisanes en les édulcorant avec du sirop de coings. Elles conviennent dans les diarrhées chroniques.

14. *Autre*. On fera bouillir trois gros de cachou dans une pinte d'eau, puis on passera.

Cette dernière, plus astringente que les précédentes, ne doit être employée que dans les diarrhées opiniâtres, avec absence totale de douleurs et de signes d'inflammations.

15. *Autre.* Faites bouillir une forte pincée de roses de Provins dans une pinte d'eau pendant une demi-heure environ, passez, et, quand la tisane sera refroidie, ajoutez-y de l'acide sulfurique goutte à goutte, de manière à lui donner une agréable acidité; cette décoction passe du vert pâle qu'elle était au rouge cerise; elle est employée particulièrement dans les hémorragies passives.

16. Tisane *laxative.* Faites du bouillon avec rouelle de veau et jarret de veau, de chaque un quarteron; ajoutez-y en temps convenable un navet et un ognon blanc, et passez.

Ce bouillon, légèrement laxatif, le devient davantage en y ajoutant une once de sulfate de soude ou de phosphate de soude par pinte de liquide. Il est employé pour vaincre la constipation.

17. *Autre.* Faites bouillir pendant une

heure un quarteron de pruneaux à médecine dans une pinte et demie d'eau, et donnez par demi-tasse à café.

18. *Autre*. Faites bouillir pendant un quart d'heure trois onces de pulpes de tamarin, et passez.

Analogue à la précédente, elle s'emploie pour provoquer des évacuations sans déterminer d'irritation.

19. *Autre*. Faites infuser pendant dix minutes seulement deux onces de follicules de séné dans une pinte d'eau bouillante, et passez.

Cette dernière, plus active que les précédentes, doit être réservée pour les cas de constipation opiniâtre.

20. *Autre*. Petit lait. Faites bouillir une pinte de lait de vache, ajoutez-y un peu de vinaigre, et passez.

Cette boisson, très-adoucissante, est un peu laxative.

21. Tisane *tonique*. Faites infuser pendant dix minutes huit ou dix têtes de camomille dans une pinte d'eau bouillante, passez et laissez refroidir.

22. *Autre.* Faites infuser pendant huit à dix minutes une forte pincée de sommités d'absinthe dans une pinte d'eau bouillante, passez et laissez refroidir.

23. *Autre.* Laissez infuser à froid pendant vingt-quatre à trente-six heures une demi-once de quinquina concassé, que vous renfermerez dans un nouet de linge. On met tous les jours de la nouvelle eau jusqu'à ce que le quinquina ne fournisse plus de principe amer.

Ces trois boissons conviennent parfaitement aux personnes qui ont les digestions laborieuses; on se gardera bien de les employer cependant toutes les fois qu'il y aura la plus légère marque d'inflammation.

24. *Autre.* Faites infuser pendant vingt minutes deux gros de semences d'anis ou un demi-gros seulement de badiane, ou anis étoilé, dans une demi-pinte d'eau bouillante; passez et laissez refroidir.

Cette dernière, qui est douée de principes amers et stimulans, convient dans les douleurs nerveuses de l'estomac, connues sous le nom de *crampes.*

25. Tisane *vermifuge.* Faites infuser deux gros de *semen contrà* dans une pinte d'eau bouillante, et passez.

26. *Autre.* Faites bouillir pendant vingt minutes *racine de fougère* ou de *coralline de Corse,* une once dans une pinte d'eau.

Une de ces trois tisanes suffit le plus ordinairement pour débarrasser l'enfant des vers lombrics qu'il pourrait avoir.

27. Tisane *sudorifique*. Faites bouillir, pendant deux heures au moins, racine de *salsepareille* et de squine, de chaque une once; versez ce liquide tout bouillant sur bois de gayac et sassafras, de chaque deux gros; passez et conservez pour l'usage.

Cette tisane, dont la dose est de quatre verres dans les vingt-quatre heures, est employée dans les cas où il est convenable de provoquer des sueurs abondantes, comme dans les affections rhumatismales chroniques et les maladies vénériennes.

28. *Autre*. Faites infuser une forte pincée de fleurs de sureau dans une pinte d'eau bouillante, passez et faites boire le plus chaud possible.

Cette boisson est employée avec succès dans les cas de douleurs occasionées par la suppression de la transpiration.

29. Tisane *anti-scrofuleuse*. Faites infu-

ser une forte pincée de sommités de houblon dans une pinte d'eau bouillante, et passez.

Cette tisane, dont la dose est de six à huit verres par jour, convient dans les maladies scrofuleuses. On peut, sans inconvénient, la boire en mangeant.

3o. Tisane *anti-spasmodique*. Faites infuser une demi-once de racine de valériane dans une chopine d'eau bouillante, et passez.

La dose de cette tisane est de trois ou quatre tasses à café par jour; elle est employée contre les affections nerveuses, telles que l'hystérie, la danse de Saint-Guy, etc.

3i. Tisane *emménagogue*. Faites infuser pendant douze heures une demi-once de *limaille de fer* et deux gros de *quinquina concassé* dans une pinte de bon vin rouge. Cette tisane se donne dans les cas d'aménorrhée ou de suppression du flux menstruel.

LISTE GÉNÉRALE

DES FLEURS, FEUILLES, FRUITS ET RACINES LES PLUS
COMMUNÉMENT EMPLOYÉS POUR FAIRE LES DIFFÉ-
RENTES TISANES, ET CLASSÉS D'APRÈS LEUR MODE
D'ACTION.

Espèces pectorales.

Fleurs	de mauve,	par inf.
—	de coquelicot,	inf.
—	de violette,	inf.
Feuilles	de lichen d'Islande,	inf.
—	de lierre terrestre,	inf.
—	de mauve,	décoc. lég.
Fruits,	orge,	décoc. moy.
—	dattes,	décoc. moy.
—	jujubes,	décoc. moy.
—	raisins de Corinthe,	décoc. moy.
—	graine de lin,	décoc. lég.
Racines	de guimauve,	décoc. lég.

Espèces astringentes.

Fleurs	de roses de Provins,	inf.
Feuilles,	bourgeons de sapins,	inf.
Fruits,	citron,	décoc. lég.

Fruits,	coings,	décoc. moy.
—	tormentille,	décoc. lég.
Racines de grande consoude,		décoc. moy.
—	de ratanhia,	décoc. lég.
—	de bistorte,	décoc. lég.

Il faut ajouter à cette classe certains acides, tels que l'acide sulfurique, l'acide muriatique, l'acide phosphorique, l'acide nitrique, que l'on fait souvent entrer dans la composition des tisanes astringentes, et qui leur donnent plus d'action.

Le cachou et la corne de cerf appartiennent aussi à cette classe et entrent dans la composition de plusieurs tisanes astringentes.

Espèces aromatiques toniques et stimulantes.

Fleurs	d'arnica,	inf. lég.
—	de camomille,	inf. lég.
—	de petite centaurée,	inf. lég.
—	d'oranger,	inf. lég.
—	de véronique,	inf. lég.
—	de romarin,	inf. lég.

Feuilles,	sommités d'hyssope,	inf.
—	d'oranger,	inf.
—	bourgeons de sapin,	inf.
—	d'absinthe,	inf. lég.
—	de menthe,	inf. lég.
—	de mélisse,	inf. lég.
Fruits,	baies de genièvre,	inf. lég.
—	semences d'anis,	inf.
—	badiane,	inf. lég.
Racines	d'aunée,	
—	de patience,	
—	de bardane,	décoc. lég.
—	de polygala,	
—	de serpentaire de Virginie,	
Bois	de quinquina,	décoc. moy.
—	de cascarille.	
—	de quassia.	

La vanille appartient à cette classe de médicamens ; mais on ne l'emploie guère qu'en teinture et dans la fabrication du chocolat.

Espèces vermifuges.

Fleurs	de pêcher,	inf. lég.

Fleurs	de santoline,	inf. lég.
Fruits,	baies de nerpruns,	
Racines	mousse de Corse,	décoc. lég.
—	de raifort,	décoc. lég.
—	de rhubarbe,	décoc. moy.
—	de sabine,	décoc. moy.
—	de simarouba,	décoc. moy.
—	de fougère mâle,	décoc. moy.

Espèces fébrifuges.

Fleurs	de petite centaurée,	inf.
—	de chardon bénit,	inf.
Feuilles	de chicorée sauvage,	inf.
—	de chêne,	inf.
—	de chamædris,	inf.
Fruits,	noix de galle,	décoc. lég.
—	baies de genièvre,	inf. lég.
Racines	de gentiane,	décoc. lég.
—	de serpentaire de Virginie,	inf.
Bois	quinquina,	décoc. lég.
—	quassia amara,	décoc. lég.

Espèces anti-scorbutiques.

Feuilles	de beccabunga,	inf. lég.
—	de fumeterre,	inf.

Feuilles	de trèfle d'eau,	inf.
—	de cresson,	inf.
—	de cochléaria,	inf. lég.
Fruits	de houblon,	inf.
—	de moutarde,	inf.
Racines	de gentiane,	inf. moy.
—	de raifort,	inf. moy.

Espèces sudorifiques.

Fleurs	de sureau,	inf. moy.
—	d'hyssope,	inf. moy.
—	de coquelicot,	inf. moy.
Feuilles	de bourrache,	inf. moy.
—	de chardon bénit.,	inf. moy.
—	de pissenlit,	inf. moy.
Racines	de salsepareille,	décoc. f.
—	de squine,	décec. f.
Bois	de gayac,	décoc. moy.
—	de sassafras,	inf. lég.
—	de douce amère,	inf.

Espèces diurétiques.

Fruits,	baies de genièvre,	inf. lég.
—	graines de lin,	inf.
—	queues de cerises,	inf.

Racines	d'asperge,	décoc. lég.
—	de chiendent,	décoc. lég.
—	de persil,	inf. moy.
—	de pariétaire,	inf.
—	de fraisier,	inf.

On ajoute souvent à ces tisanes cinq à six grains de sel de nitre qui augmentent beaucoup leur propriété diurétique.

Espèces anti-spasmodiques.

Fleurs	d'oranger,	inf. lég.
—	de tilleul,	inf. lég.
Feuilles	de laitue vireuse,	inf. lég.
—	de laitue,	inf.
—	d'oranger,	inf. lég.
Fruits,	pavots (capsules),	inf. lég.
Racines	de pivoine,	décoc. lég.

On ajoute le plus souvent à ces tisanes une ou deux cuillerées à bouche d'eau de fleurs d'oranger.

Toutes ces tisanes peuvent être rendues

plus actives au moyen de différentes additions de vins, de sirops, de sels ou de teintures.

~~~~~~~~~~~~~~~~~~~~~~~~~~

DES POTIONS.

Nous comprenons sous ce titre commun les *juleps*, les *loochs* et les *mixtures*, toutes préparations qui ne diffèrent que par le nom.

1. Potion *pectorale*. Faites fondre un demi-gros de gomme arabique dans quatre ou cinq onces d'infusion pectorale; ajoutez-y une once de sirop de guimauve, et mêlez.

Cette potion se prend par cuillerée à bouche de demi-heure en demi-heure.

2. *Autre*. Looch *blanc*. Pilez dans un mortier de marbre douze amandes douces et deux amandes amères dépouillées de leurs enveloppes; ajoutez-y petit à petit trois ou quatre onces d'eau, et passez. Cela
~~~~~~~~~~~~~~~~~~~~~~~~~~

fait, mettez dans votre mortier bien essuyé quatorze à quinze grains de gomme adragante en poudre, et deux gros de sucre bien blanc aussi en poudre; triturez de manière à bien opérer le mélange des deux poudres; ajoutez-y petit à petit, et sans cesser de triturer, l'émulsion préparée, et aromatisez soit avec l'eau de fleurs d'oranger, soit avec une autre eau distillée.

Cette potion se prend par cuillerée à bouche d'heure en heure dans les rhumes.

Le looch *vert* et le looch *kermétisé* ne diffèrent du précédent que par les pistaches que l'on ajoute au premier, et le kermès au second.

Pour faire le premier, on pilera cinq ou six gros de pistaches avec les amandes qui servent à faire l'émulsion.

Pour le looch kermétisé, il se prépare en ajoutant deux grains de kermès minéral que l'on aura soin de bien mélanger avec le sucre et la gomme adragante; sans cette précaution le kermès surnagerait et le looch serait manqué.

Ce dernier ne se donne qu'aux vieillards et dans les cas de catarrhe chronique, et surtout quand l'expectoration est difficile.

3. *Autre. Créme de Tronchin.* On prépare cette potion en mélangeant deux onces de *beurre de cacao*, une demi-once de sucre blanc, et une once de sirop de *tolu* et autant de sirop capillaire.

Ce looch se prend par cuillerée à café dans les irritations de poitrine accompagnées de toux sèches et opiniâtres.

4. *Autre.* Eau distillée de fleurs d'oranger et de mélisse, de chaque deux onces; sirop de guimauve, une once; et sirop diacode, une demi-once.

Cette potion se donne dans les cas d'affections catarrhales accompagnées de toux violente et d'un afflux considérable de mucosités. La dose est d'une cuillerée à bouche, de deux heures en deux heures.

5. *Autre.* Mêlez à deux ou trois onces d'infusion pectorale deux cuillerées à bouche d'huile d'amandes douces, et ajoutez-y une once de sirop de gomme.

Cette dernière est calmante et légèrement laxative.

6. Potion *diurétique.* Mêlez à trois onces dé décoction diurétique deux gros d'oximel scillitique et une once de sirop, et faites prendre par cuillerée à bouche de deux heures en deux heures.

7. *Autre.* Faites fondre dix à douze grains de sel de nitre dans un verre de vin blanc.

Employées dans les cas d'hydropisie, de concert avec les tisanes diurétiques, elles augmentent la sécrétion des urines. La seconde, comme plus excitante, devra être employée de préférence dans les cas d'hydropisie passive, et on devra s'en abstenir toutes les fois que la maladie sera accompagnée d'irritation, même légère, du canal intestinal.

8. *Autre.* Mêlez à quatre onces de décoction de chiendent et de queues de cerises une once de sirop des cinq racines, et ajoutez-y dix-huit à vingt-quatre grains de sel de nitre.

Mêmes usages et mêmes précautions que pour les précédentes.

9. Potion *astringente.* Faites bouillir un gros de racine de *ratanhia* dans deux verres d'eau, jusqu'à réduction de moitié; versez le liquide bouillant sur une forte pincée de *roses de Provins;* laissez infuser pendant un quart d'heure; passez, et ajoutez une once de *sirop de coings.*

A prendre par cuillerée à bouche, de deux heures en deux heures. Elle convient dans

les hémorragies, les diarrhées et les leucorrhées passives ou fleurs blanches.

10. *Autre*. Faites bouillir racine de *bis-
cote* et *cachou*, de chaque deux gros, dans
deux verres d'eau, jusqu'à réduction de
moitié; passez, et ajoutez une once de sirop
de coings:

Mêmes propriétés, même mode d'administration.

11. *Autre*. Mêlez sirop de *coings*, baume
de *copahu*, eau de *menthe* et de fleurs d'o-
ranger, de chaque deux onces, et ajoutez
gomme *arabique* en poudre, une demi-once.

Cette potion convient pour faire cesser les
écoulemens plus ou moins abondans qui succèdent aux blennorragies; la dose ordinaire
est d'une cuillerée à bouche matin et soir
jusqu'à ce que l'écoulement soit entièrement
disparu. Si cette potion occasionait un peu
de dévoiement, ce qui arrive quelquefois,

on en cesserait l'usage pour le reprendre après.

12. Potion *tonique*. Eau distillée de *menthe* et eau de fleurs d'*oranger*, de chaque deux onces; sirop de quinquina, une once.

A prendre par cuillerée à bouche, de deux heures en deux heures.

13. *Autre*. Infusion de *mélisse*, quatre onces; alcool de *cannelle*, un gros; et sirop d'*œillet*, une once.

A prendre comme la précédente.

Ces deux potions sont employées avec beaucoup de succès pour rétablir les forces digestives à la suite des maladies de longue durée.

14. *Autre*. Infusion de feuilles d'oranger, quatre onces; sirop de *quinquina* et sirop balsamique de *tolu*, de chaque deux onces.

Cette potion est souvent employée par le

professeur Dubois dans les cas où il importe de stimuler et de relever les forces, comme dans les fièvres graves et les affections gangreneuses ; elle convient aussi pour relever les forces digestives chez les personnes faibles et languissantes.

Elle s'administre par cuillerée à bouche, de deux heures en deux heures.

15. *Autre*. Infusion de *quinquina*, quatre onces ; sirop de *gomme*, une once, et fleur d'oranger, une demi-once.

Cette potion, beaucoup moins tonique que les précédentes, est employée dans les affections catarrhales chroniques, et dans l'intention de soutenir les forces et d'arrêter les progrès du dépérissement.

On la donne par cuillerée à bouche, seulement de quatre heures en quatre heures.

16. Potion *purgative*. Faites infuser pendant un quart d'heure un gros de follicule de

séné dans quatre onces d'eau ; passez, et ajoutez sirop de *nerprun*, deux onces.

Cette potion se prend en une seule fois.

17. *Autre.* Faites fondre dans quatre onces d'infusion de *séné*, *sulfate* ou *phosphate de soude* et *manne en sorte*, de chaque une demi-once, et passez.

Ce purgatif est très-doux, et se donne aux enfans ou aux personnes délicates.

A prendre en une seule fois.

18. *Autre.* Mêlez à une tasse à café, de bouillon gras ou d'infusion de chicorée, une once ou deux d'huile de *palma-christi*.

Ce purgatif est très-doux et détermine des évacuations sans coliques. Il est employé avec succès dans les cas de constipation, et pour faire cesser l'embarras intestinal.

19. *Autre.* Faites bouillir pendant une demi-heure un gros de *rhubarbe* concassée dans quatre onces de *séné*; passez, et ajou-

tez-y *phosphate de magnésie* et manne en sorte, de chaque une demi-once.

Cette potion se prend en deux fois, à une demi-heure d'intervalle, dans les cas d'embarras gastrique et intestinal.

20. *Autre*. Mêlez huile de *ricin* et sirop de *chicorée*, de chaque deux onces.

Cette potion, à laquelle on ajoute souvent une cuillerée à bouche d'eau de menthe ou de jus de citron, pour masquer ou déguiser le goût de l'huile, est un purgatif très-doux qui convient quand on veut obtenir des évacuations sans irriter les intestins.

21. *Autre*. Mêlez avec soin deux onces d'huile de *palma-christi* avec un jaune d'œuf, et ajoutez-y une once de sirop de fleurs de pêcher et une once d'eau de fleurs d'oranger.

A prendre en une seule fois.

Cette potion jouit des mêmes propriétés

que la précédente, et peut être administrée dans les mêmes circonstances.

22. Potion *vomitive*. Faites infuser pendant douze ou quinze heures deux gros d'*ipécacuanha* concassé dans quatre onces d'eau bouillante.

A prendre en une seule fois.

23. *Autre*. Faites fondre deux ou trois grains de *tartre stibié* (émétique) dans quatre à cinq onces d'eau.

Ce vomitif très-énergique doit être employé avec beaucoup de circonspection.

24. *Autre*. Faites fondre dans une pinte de bouillon de veau une once de *sulfate de soude*, et deux grains d'*émétique*.

Cette potion, qu'on nomme éméto-cathartique, jouit de la double propriété de déterminer des évacuations par haut et par bas, aussi est-elle employée dans les cas où il existe à la fois embarras gastrique et intestinal; on la donne par verre, à une demi-heure d'intervalle.

25. Potion *anti-vomitive*. Faites bouillir dans une livre d'eau jusqu'à réduction à moitié un gros de racine de *colombo*; passez, et ajoutez *carbonate de potasse*, un scrupule; suc de citron, une cuillerée à bouche; et *laudanum* liquide, quinze à vingt gouttes.

La dose est d'une cuillerée à bouche, de quatre en quatre heures.

Il est important de tenir cette potion dans une bouteille bien bouchée, sans quoi la liqueur perdrait toute sa propriété.

26. Potion *vermifuge*. Battez une once d'huile d'amandes douces avec un jaune d'œuf; ajoutez-y petit à petit quatre onces d'infusion un peu forte de *coralline de Corse*, et édulcorez avec une once de sirop de chicorée.

Cette potion, légèrement purgative, est

très-propre à expulser les vers qui sont déjà frappés par l'action délétère de la coralline de Corse. Elle convient dans les cas où on a à expulser des vers lombrics qui séjournent dans les intestins des jeunes enfans.

On la donne par cuillerée à bouche, de deux heures en deux heures.

27. *Autre.* Faites infuser un gros de *mousse de Corse* dans quatre onces d'eau bouillante, et ajoutez-y une once de sirop de fleurs de pêcher.

Très-employée pour combattre les affections vermineuses si communes chez les jeunes enfans.

On l'administre comme la précédente.

28. Potion *anti-spasmodique.* Infusion de fleurs de *tilleul,* quatre onces; eau de fleurs d'oranger, une demi-once; et sirop d'éther, une demi-once.

Légèrement anti-spasmodique, cette potion se prend par cuillerée à bouche, de demi-heure en demi-heure.

29. *Autre*. Ajoutez à quatre onces d'infusion de feuilles d'oranger vingt-cinq à trente gouttes de liqueur d'Hoffmann, et édulcorez avec une once de sirop de sucre ou de capillaire.

A prendre comme la précédente.

3o. *Autre*. Eau de menthe, deux onces; eau de fleurs d'oranger, deux onces; *éther sulfurique*, trente à trente-six gouttes.

A prendre par cuillerée à bouche, de deux heures en deux heures.

31. *Autre*. Eau distillée de laitue, quatre onces; *sirop diacode*, une demi-once; et *éther sulfurique*, dix à douze gouttes.

Cette potion, qui est très-employée pour calmer les affections spasmodiques et les douleurs nerveuses, doit être donnée en deux fois, à une heure d'intervalle.

32. **Potion** *emménagogue*. Mêlez eau distillée de menthe poivrée et eau distillée de rue, de chaque deux onces ; ajoutez teinture de safran, quinze à vingt gouttes ; et sirop d'armoise, une once.

Cette potion est employée avec beaucoup de succès chez les femmes, dans l'aménorrhée avec débilité générale ou locale.

La dose est d'une cuillerée à bouche, de deux heures en deux heures.

~~~~~~

DU GARGARISME.

LE gargarisme est une espèce de bain local destiné à la bouche et à l'arrière-bouche ; il est employé dans les affections des membranes qui tapissent la bouche, le pharynx, les amygdales et le voile du palais. Comme en prescrivant un gargarisme le médecin a
~~~~~~

l'intention de faire prendre un bain local émollient, astringent, tonique ou détersif, suivant la composition du gargarisme, il importe de ne pas agiter le liquide comme le font la plupart des personnes qui font usage de gargarisme, mais bien de le laisser sur les parties malades, en donnant à la tête une position convenable. Cette remarque est d'autant plus importante qu'en agissant comme on a coutume, on empêche d'une part le liquide de produire l'effet qu'on en attend, et que de l'autre on augmente le mal en agitant des parties qui ont besoin de repos.

1. Gargarisme *adoucissant.* Faites bouillir une pincée de racine de guimauve pendant une demi - heure dans une chopine d'eau; passez, et ajoutez sirop de guimauve, deux cuillerées.

2. *Autre.* Mêlez à parties égales du lait de vache et de la décoction de fleurs de mauve,

et édulcorez avec une cuillerée à bouche de miel.

Ces deux gargarismes sont employés dans le commencement des angines inflamma-toires.

3. Gargarisme *calmant*. Faites bouillir deux têtes de pavots blancs dans quatre onces d'eau; passez, et ajoutez une cuillerée à bouche de miel.

4. *Autre*. Faites fondre deux gros d'ami-don en morceaux dans quatre onces d'eau, et ajoutez-y une once de sirop diacode ou quinze à vingt gouttes de laudanum de Rous-seau.

Ces deux gargarismes servent à combattre les douleurs violentes qui accompagnent les angines siphilitiques.

5. Gargarisme *astringent*. Faites bouillir une forte pincée de roses de Provins dans une chopine d'eau; passez, et ajoutez-y deux

cuillerées à bouche de miel et une de vinaigre.

6. *Autre*. Faites bouillir deux cuillerées à
bouche de riz dans une chopine d'eau ; passez,
et ajoutez-y deux onces de miel rosat.

Employés quand l'inflammation est sur
son déclin, et que le gonflement persiste
d'une manière opiniâtre.

Ils sont aussi employés avec succès dans
les inflammations de la membrane muqueuse
de la bouche, accompagnées d'aphthes. Pour
les enfans trop jeunes, on promène dans l'intérieur de la bouche un petit pinceau de
charpie trempé dans du miel rosat.

7. *Autre*. Faites bouillir une demi-once de
quinquina concassé dans une chopine d'eau,
pendant une demi-heure ; passez, et ajoutez-y une ou deux cuillerées à bouche de
miel.

Ce dernier, qui est résolutif et astringent,

convient parfaitement dans les cas d'ulcérations atoniques ou d'engorgemens indolens.

8. Gargarisme *anti-scorbutique*. Ajoutez à quatre onces d'infusion de beccabunga ou autre plante anti-scorbutique une demi-once d'extrait de cochléaria, et une once de miel rosat.

9. *Autre*. Décoction d'orge, quatre onces; acide muriatique, un gros; miel rosat, une once.

Ces deux gargarismes, destinés plutôt à laver la bouche que le gosier, sont employés dans les cas où la membrane muqueuse de la bouche est couverte d'ulcérations atoniques et saignantes.

10. Gargarisme *détersif*. Faites bouillir deux cuillerées à bouche d'orge dans une chopine d'eau; ajoutez-y quinze à vingt gouttes d'acide sulfurique, et édulcorez avec une once de miel rosat.

Ce dernier est employé lorsqu'à la suite des angines gangreneuses il existe des eschares, ou qu'il est nécessaire d'exciter les ulcérations qui résultent de leur chute.

11. Gargarisme *anti-siphilitique*. Mêlez à quatre onces de décoction d'orge une cuillerée à bouche de liqueur de Van-Swieten, et édulcorez avec sirop de miel.

Ce gargarisme est employé pour déterger les ulcérations vénériennes qui ont leur siége soit à la gorge, soit au voile du palais, soit à la muqueuse qui revêt l'intérieur de la bouche.

Ce moyen doit toujours être employé concurremment avec un traitement intérieur.

DES FUMIGATIONS.

Le médecin se propose deux buts principaux quand il a recours aux fumigations : ou il a l'intention de répandre dans l'atmosphère des substances qui modifient les propriétés de l'air respirable, et qui neutralisent les miasmes qu'il pourrait contenir ou qui adhèrent à la surface des différens corps qui y sont plongés; ou il cherche à diriger vers la peau ou les ouvertures naturelles des substances médicamenteuses qui, par leur extrême division, puissent être facilement absorbées, ou modifier les propriétés des organes avec lesquels elles sont en contact. Dans le premier cas, les fumigations n'ont qu'un effet prophylactique et sont employées comme moyens désinfectans; dans le second,

la médecine cherche à déterminer sur l'économie animale des effets analogues à ceux
qu'il produit avec les substances médicamenteuses qu'on administre par la peau.

On peut employer sous forme de fumigation presque toutes les substances qui sont
susceptibles de se réduire en vapeur, soit à
l'aide du calorique sans eau, soit par l'inter-
mède de l'eau bouillante.

On distingue plusieurs espèces de fumigations par rapport à leurs propriétés immé-
diates; il y en a de relâchantes, de toniques,
d'excitantes, de narcotiques, etc.

1. Fumigation *relâchante*. L'eau pure en
vapeur à la chaleur de trente-huit à quarante
degrés est la meilleure fumigation que l'on
puisse administrer dans les cas de phlegma-
sies du larynx, de la trachée-artère et des
bronches.

On emploie aussi avec beaucoup de succès cette fumigation dans beaucoup de phleg-masies cutanées, articulaires, aiguës ou chro-niques.

2. Fumigations *toniques*. Toutes les fumi-gations faites avec le chlore, l'ammoniaque, les résines, les gommes-résines et les baumes appartiennent à cette division.

3. Fumigation *avec le chlore*. Mélangez dix à douze gouttes de chlore liquide dans quatre onces d'eau à trente à trente-six degrés, et respirez cinq à six minutes. On répète cette fumigation toutes les trois ou quatre heures.

Elle convient dans les cas de catarrhes chroniques, dans les asthèmes et dans les co-queluches.

4. Fumigation *avec l'ammoniaque*. Elle consiste à faire respirer l'odeur de l'ammo-niaque liquide.

Elle convient dans certains cas de débilité

ou de syncope; mais il faut agir avec précaution, car elle peut être très-nuisible par l'irritation qu'elle produit sur les membranes muqueuses du larynx et des bronches, lorsqu'elle pénètre dans ces cavités au moyen d'une profonde inspiration, ainsi que l'a observé Nysten dans un cas d'épilepsie où l'inspiration des vapeurs ammoniacales détermina un catarrhe pulmonaire mortel.

5. Fumigations *avec les résines, les gommes-résines et les baumes.* Elles se font en brûlant ces substances dans des pièces closes, et en respirant l'air chargé des molécules qui s'en dégagent.

Ces dernières fumigations ne sont presque jamais employées.

Les fumigations toniques avec les décoctions de roses de Provins, de chêne, de quinquina, sont quelquefois avantageuses dans les relâchemens du vagin, les leucorrhées chro-

niques et le gonflement de la membrane na-
zale à la suite des coryzas chroniques.

Les fumigations sèches préparées avec les
feuilles de jusquiame et de stramonium, et
les fumigations humides faites avec des dé-
·coctions de pavots, ont été employées avec
succès dans certaines affections catarrhales
pulmonaires, et même dans des névroses des
organes de la respiration. On est même par-
venu à arrêter certains accès d'asthèmes par
les fumigations de jusquiame.

Les fumigations dirigées dans l'intérieur
des intestins sont très-utiles dans les cas
d'asphyxie soit par défaut d'air respirable,
soit par submersion : on emploiera à cet
usage les vapeurs excitantes de benjoin, d'en-
cens, de genièvre, de préférence aux vapeurs
plus ou moins narcotiques des feuilles de tabac.

6. Fumigation *résolutive*. Faites infuser une

poignée de fleurs de sureau dans une pinte. d'eau, pendant un quart d'heure, et versez-y un demi-verre de vinaigre.

Cette fumigation convient parfaitement dans le traitement du gonflement des testicules.

On aura bien soin de soutenir l'organe avec un filet; sans quoi si on l'abandonnait à son propre poids, cela déterminerait des douleurs terribles par les tractions qu'il exercerait sur le cordon des vaisseaux spermatiques.

DES COLLYRES.

On donnait jadis le nom de collyre à tout médicament solide de forme alongée et cylindrique propre à être introduit dans différentes cavités, comme sont aujourd'hui les trochisques. Maintenant l'acception a complètement changé, et le nom de collyre ne s'applique plus qu'aux substances médicamenteuses que l'on met en contact avec les yeux.

Les collyres sont *secs, liquides* ou *gazeux.*

Les collyres secs sont des poudres simples ou composées, qu'on insuffle dans l'œil à l'aide d'une carte ou d'un chalumeau.

Les collyres liquides sont des infusions, des décoctions ou des eaux distillées, auxquelles on ajoute différentes substances pour en augmenter l'action. On les emploie tièdes ou froids, suivant qu'on se propose d'adoucir, de calmer ou de fortifier la partie malade. Il y a différens moyens de les mettre en usage : tantôt on les porte sur les bords des paupières au moyen d'un petit vase connu sous le nom d'œillère, tantôt on en imbibe des compresses avec lesquelles on recouvre les yeux; d'autres fois en les instillant goutte à goutte entre les paupières au moyen d'un petit tuyau de plume, d'un chalumeau ou d'un linge imbibé.

Les collyres gazeux se font avec des vapeurs relâchantes, spiritueuses ou résineuses et plus ou moins excitantes.

1. Collyre *sec*. Sucre candi en poudre.

2. *Autre*. Pulvérisez sucre blanc et oxide de zinc à parties égales.

3. *Autre*. Réduisez en poudre très-fine deux gros de sucre candi, six grains d'oxide rouge de mercure, et douze grains de tuthie.

Ces trois collyres sont employés pour détruire les taies qui restent sur la cornée transparente à la suite des ophthalmies chroniques.

4. *Autre*. Sucre pulvérisé, un demi-gros;

calomel, un demi-gros; et opium, quatre ou cinq grains.

Ce dernier convient dans les ophthalmies qui sont entretenues par un vice vénérien; il agit à la fois comme puissant résolutif et comme calmant.

5. Collyre *émollient*. Faites bouillir un ou deux gros de racine de guimauve ou une forte pincée de graine de lin dans un verre d'eau, et passez.

6. *Autre*. Faites bouillir une poignée de feuilles de mauve dans deux verres d'eau jusqu'à réduction à moitié, et passez.

Ces deux collyres s'emploient dans les inflammations de la conjonctive, accompagnées d'une légère irritation.

7. Collyre *astringent*. Faites infuser une forte pincée de fleurs de sureau dans un verre d'eau bouillante pendant une demi-heure; passez, et ajoutez-y huit grains de

sulfate de zinc que vous aurez pulvérisé et fait dissoudre dans quelques gouttes du liquide.

8. *Autre*. Faites dissoudre dix grains de sulfate de zinc dans quatre onces d'eau de roses, de plantain ou de mélilot.

9. *Autre*. Ajoutez à quatre onces d'eau distillée de mélilot, quinze ou vingt gouttes d'extrait de saturne.

10. *Autre*. Eau de sureau, quatre onces; sulfate de cuivre, sept à huit grains; et opium, deux grains.

Ces collyres sont employés soit dans le début d'une inflammation, ou bien encore quand l'irritation a déjà été combattue par des moyens anti-phlogistiques appropriés.

11. Collyre *opiacé*. Eau de guimauve légère, quatre onces; extrait d'opium, deux ou trois grains.

12. *Autre*. Faites bouillir deux têtes de

pavots blancs dans deux verres d'eau jusqu'a réduction à moitié, et passez dans un linge fin.

13. *Autre.* Faites fondre douze grains d'extrait gommeux d'opium dans un verre de décoction de racines de guimauve, et passez.

Les collyres opiacés sont employés avec beaucoup de succès pour diminuer l'excessive sensibilité qui accompagne quelquefois les ophthalmies.

14. Collyre *en vapeur,* ou *gazeux.* Versez dans la main quelques gouttes de baume de *Fioraventi;* frottez les mains et exposez l'œil à la vapeur qui s'en dégage.

Les collyres sont, quoi qu'en disent quelques médecins, de la plus grande importance dans le traitement des ophthalmies, et sont de la plus grande utilité lorsqu'ils sont sagement administrés, parce qu'ils ont une action directe et immédiate sur le siége du mal; mais par la même raison, ils deviennent des remèdes très-dangereux lorsqu'on irrite les yeux par des applications irritantes, intempestives ou administrées avec peu de soin.

Les collyres doivent être changés très-fréquemment, afin qu'ils ne s'altèrent pas.

L'administration des collyres doit toujours être confiée à une personne intelligente et attentive. La réussite de ce moyen dépend beaucoup plus qu'on ne le pense ordinairement de la manière dont il est employé.

DES INJECTIONS.

Ce mot a deux acceptions différentes : tantôt il s'applique aux matières qu'on injecte, tantôt à l'opération au moyen de laquelle on introduit différens liquides dans les cavités naturelles et accidentelles.

1. Injection *émolliente*. Faites bouillir dans une pinte d'eau une poignée de feuilles de mauve et une forte pincée de racine de guimauve ; laissez réduire à moitié, et passez.

2. *Autre.* Faites bouillir dans une pinte d'eau une poignée de graines de lin bien fraîches, et passez.

Ces deux injections sont très-convenables dans les cas d'irritation légère ; elles peuvent être injectées dans le vagin, dans la vessie et dans le conduit auditif externe.

3. Injection *calmante*. Faites fondre un gros d'amidon en morceaux dans un verre d'eau, et ajoutez-y quinze à vingt gouttes de laudanum de Rousseau.

4. *Autre.* Faites fondre quatre grains d'opium dans un peu d'eau chaude, et mêlez-les à quatre ou cinq onces de décoction de graines de lin.

Ces injections sont employées avec succès

dans les cas d'inflammation accompagnée de douleurs violentes.

5. Injection *tonique*. Faites bouillir une poignée de roses rouges de Provins dans quatre ou cinq onces de vin rouge, et passez.

6. *Autre*. Ajoutez à une livre de vin rouge une demi-once à une once de bonne eau-de-vie, et injectez à la température de vingt-huit à trente degrés.

Ces deux injections, et particulièrement la dernière, sont employées pour déterminer l'inflammation adhésive de la tunique vaginale, après la ponction de l'hydrocèle; elles sont également employées dans les cas où on a dessein d'enflammer un conduit purulent ou fistuleux pour en activer l'oblitération.

7. *Autre*. Faites bouillir deux ou trois onces de quinquina concassé, dans une pinte d'eau, pendant une demi-heure; passez, et ajoutez-y une cuillerée d'eau-de-vie.

Cette dernière convient parfaitement pour faire disparaître les écoulemens chroniques qui succèdent aux inflammations, et qui dépendent d'un état de faiblesse et de laxité des membranes muqueuses qui tapissent les canaux qui fournissent ces écoulemens.

Elle peut être employée pour faire cesser les écoulemens du vagin ; mais il ne faut l'injecter dans le canal de l'urètre qu'avec beaucoup de précautions.

8. Injection *astringente*. Faites bouillir une poignée de roses de Provins dans une pinte d'eau jusqu'à réduction d'un quart ; faites-y dissoudre six à huit grains de sulfate de zinc, et ajoutez-y douze à quinze gouttes de laudanum de Sydenham.

9. *Autre*. Faites bouillir une once de racine de bistorte dans une chopine d'eau jusqu'à réduction d'un quart ; passez, et ajoutez-y une cuillerée à bouche d'extrait de saturne.

10. *Autre.* Faites infuser pendant un quart d'heure une forte poignée de fleurs de sureau dans une pinte d'eau bouillante ; passez, et ajoutez-y deux ou trois cuillerées à bouche d'extrait de saturne.

Ces injections sont employées avec succès contre les écoulemens chroniques.

11. Injection *mercurielle opiacée.* Faites dissoudre quatre ou cinq grains de sublimé corrosif dans une livre d'eau, et ajoutez-y cinq ou six grains d'extrait gommeux d'opium.

Cette injection, que l'on emploie avec succès dans les cas d'ulcérations vénériennes, est aussi très-convenable pour arrêter les écoulemens blennorrhagiques récens, et qui ne sont pas encore accompagnés d'inflammation.

Quand on fait dans le canal de l'urètre des injections autres que des injections émollientes, il est important de comprimer le canal au périné afin d'empêcher ces injections plus ou moins irritantes de pénétrer dans la vessie, sur la membrane de laquelle elles pourraient déterminer une inflammation, surtout si cette dernière était vide.

12. Injection *acoustique*. Faites une décoction légère de feuilles de millepertuis, une pincée pour quatre onces d'eau; passez, et ajoutez-y essence de roses, une ou deux gouttes, et teinture de musc, quatre gouttes.

On fait avec cette liqueur des injections dans les oreilles, dans les cas d'otite chronique.

DES LAVEMENS.

Les lavemens sont des médicamens liquides destinés à être injectés en plus ou moins grande quantité dans les intestins.

Les lavemens sont *émolliens, rafraîchissans, calmans, vermifuges, laxatifs, purgatifs, astringens, anti-spasmodiques, fébrifuges, emménagogues* et *nourrissans.*

1. Lavement *émollient.* Faites bouillir dans la quantité d'eau nécessaire pour un lavement une forte pincée de racines de guimauve, et passez.

2. *Autre.* Battez une cuillerée à bouche d'huile d'olive bien fraîche avec un jaune d'œuf, et ajoutez-y petit à petit une décoction émolliente quelconque.

3. *Autre.* Faites dissoudre une pincée d'ami-

don en morceaux dans la quantité nécessaire pour un lavement, et ajoutez-y une
cuillerée à bouche d'huile d'olive, comme au
n° 2.

4. *Autre*. Faites bouillir une poignée de
feuilles et fleurs de mauve dans la quantité d'eau nécessaire pour un lavement, et
passez.

5. *Autre*. Lait chaud pur ou mêlé à partie
égale, avec une décoction émolliente quelconque.

Tous ces lavemens sont très-souvent employés pour provoquer des évacuations et
pour calmer les irritations légères des gros
intestins.

6. Lavement *rafraîchissant*. Faites bouillir
dans une pinte de petit-lait deux ou trois
onces de melon frais ou de concombre, et
passez.

7. *Autre*. Ajoutez à la quantité d'eau né-

cessaire pour un lavement une cuillerée à bouche seulement de vinaigre et autant de miel.

8. *Autre*. Faites bouillir deux ou trois poignées de son dans une pinte d'eau, et ajoutez-y deux jaunes d'œufs frais.

Ces trois lavemens, et surtout le dernier, sont très-efficaces dans la dyssenterie.

9. Lavement *calmant*. Faites bouillir deux têtes de pavots blancs dans la quantité d'eau nécessaire pour un demi-lavement, et passez.

10. *Autre*. Ajoutez à un demi-lavement émollient quelconque trois ou quatre grains d'extrait d'opium.

11. *Autre*. Faites bouillir deux têtes de pavots dans la quantité d'eau nécessaire pour un demi-lavement; laissez-y infuser un demi-gros de safran pendant dix à douze minutes seulement, et passez.

Ces lavemens, employés pour calmer les douleurs trop vives, ne doivent être donnés que par demi-lavemens et quelquefois par quarts; alors on les garde plus facilement et ils exercent mieux leur action. Il est des circonstances dans lesquelles on ne peut injecter qu'une cuillerée à bouche de liquide : dans ce cas, elle devra contenir, ou à peu près, toute la partie calmante du demi-lavement.

12. Lavement *vermifuge*. Faites bouillir dans une pinte d'eau une forte pincée de racines de fougère mâle; passez, et ajoutez une once d'huile de palma-christi, que vous aurez préalablement battu avec un jaune d'œuf.

13. *Autre*. Faites bouillir dans une pinte d'eau une demi-poignée de sommités d'absinthe et de tanaisie; passez, et ajoutez, comme dans le précédent, une once d'huile de palma-christi.

Ces lavemens font partie du traitement dirigé contre les vers intestinaux.

14. Lavement *laxatif*. Faites bouillir deux onces de pulpe de casse dans la quantité d'eau nécessaire pour un lavement, et passez.

15. *Autre*. Ajoutez à un lavement simple une cuillerée à bouche de sel de cuisine.

16. *Autre*. Faites dissoudre deux gros de savon de manière à faire une eau de savon légère.

17. *Autre*. Ajoutez une cuillerée ou deux de cassonade commune ou de miel, à suffisante quantité d'une décoction émolliente quelconque.

Ces lavemens sont convenables quand on a l'intention de provoquer des évacuations alvines, sans déterminer d'irritation sur les intestins.

18. Lavement *purgatif*. Faites infuser un

gros de follicules de séné dans suffisante quantité d'eau, et passez.

19. *Autre*. Ajoutez à suffisante quantité d'infusion de séné une cuillerée ou deux de miel de mercuriale.

20. *Autre*. Faites fondre dans une infusion de follicules de séné une once de sulfate ou de phosphate de soude.

Ces lavemens sont convenables toutes les fois qu'il est nécessaire de surmonter une constipation opiniâtre, ou que l'on veut déterminer une irritation plus ou moins considérable sur le tube intestinal : c'est un des moyens de dérivation les plus salutaires et les plus fréquemment employés en médecine pour prévenir les congestions sanguines vers la poitrine et le cerveau.

21. Lavement *astringent*. Faites bouillir une once de racines de bistorte et une tête

de pavot blanc dans la quantité d'eau nécessaire pour un demi-lavement.

22. *Autre*. Faites bouillir une forte poignée
de roses de Provins dans suffisante quantité
d'eau pour un demi-lavement, et passez.

23. *Autre*. Faites bouillir une once de racine de ratanhia dans une livre d'eau ; passez,
et faites-y fondre un gros ou deux d'amidon
en morceaux.

24. *Autre*. Faites fondre un gros de cachou
dans une pinte d'eau d'amidon, et donnez
par quart de lavement, et froid.

25. *Autre*. Faites bouillir une demi-once
de quinquina dans une pinte d'eau ; passez, et
donnez par quart, et à la température.

Ces lavemens sont employés pour combattre les diarrhées et les dyssenteries chroniques, quand surtout les évacuations sont
entretenues par la débilité de la muqueuse
intestinale.

Comme il est nécessaire que ces lavemens soient gardés pour qu'on en obtienne l'effet qu'on en attend, on ne les prendra que par quart ou par demi-lavement au plus, et froids autant que possible : cette dernière condition ajoute beaucoup à leur propriété astringente.

26. Lavement *anti-spasmodique*. Faites dissoudre un gros d'assa-fœtidā dans un jaune d'œuf, et ajoutez-y petit à petit la quantité d'eau nécessaire pour faire un demi-lavement.

27. *Autre*. Faites bouillir une demi-once de racines de valériane et une tête de pavot blanc dans une livre d'eau, et passez.

28. *Autre*. Faites dissoudre un demi-gros de camphre dans un jaune d'œuf, et ajoutez-y petit à petit de la décoction de graine de lin, ou suffisante quantité pour un demi-lavement.

Ces lavemens font partie du traitement que l'on emploie contre les différentes affections nerveuses ; on en fait aussi souvent usage dans le traitement des fièvres putrides.

29. Lavement *fébrifuge*. Dissolvez dix à douze grains de camphre dans un jaune d'œuf, et ajoutez-y petit à petit de la décoction de quinquina en suffisante quantité pour un demi-lavement.

30. *Autre*. Faites dissoudre cinq à six grains de sulfate de quinine dans une cuillerée à bouche d'alcool à trente-six degrés, et ajoutez-y la quantité d'eau nécessaire pour un demi-lavement.

Ces deux lavemens sont employés avec succès pour couper les fièvres intermittentes quand on ne peut administrer le quinquina par les voies digestives.

31. Lavement *anti-siphilitique*. Faites dissoudre deux grains de *deuto-chlorure de mercure* (sublimé corrosif) dans deux onces d'eau distillée, et ajoutez-y la quantité suffi-

sante de décoction de graines de lin pour faire un lavement.

Ce lavement ne devra être employé dans les cas ordinaire de maladies vénériennes, que quand l'estomac ne peut supporter la présence du mercure; cependant il est quelquefois utile quand, par suite d'un commerce impur et illicite, le rectum est le siége de symptômes vénériens, que l'on parviendra à détruire par des injections peu copieuses et souvent répétées.

32. Lavement *nourrissant*. On donne en lavement, et dans le but de nourrir, du bouillon non salé, de la gélatine et du lait, qui sont absorbés par le gros intestin et fournissent à l'alimentation.

Ils sont employés avec succès toutes les fois qu'une maladie du pharynx ou de l'œsophage s'oppose à l'introduction des alimens par les voies ordinaires, ou bien encore lors-

qu'ils sont promptement rejetés par le vomissement, comme dans le cancer, l'hématémèse, et dans les cas de blessures de l'estomac.

Les lavemens nourrissans doivent être administrés en petite quantité et au degré ordinaire de chaleur naturelle (*trente à trente-
deux degrés*), sans quoi ils seraient rejetés.

On doit avoir soin aussi de vider le rectum
des matières qu'il pourrait contenir, en donnant un lavement entier à l'eau pure.

DES FOMENTATIONS.

On donne le nom de fomentations à des
médicamens liquides que l'on applique sur le
corps au moyen de compresses ou de flanelles;
on aura bien soin de couvrir ces compresses
ou flanelles d'un grand morceau de taffetas
gommé, afin de conserver l'humidité et la

chaleur de ces espèces de bains locaux, qui, dans le plus grand nombre des cas, produiraient un effet contraire à celui qu'on en attend, si elles n'étaient entretenues chaudes et humides.

Les fomentations se font suivant les indications que l'on a à remplir ; elles sont *émollientes, calmantes, astringentes, résolutives,* etc.

1. Fomentation *émolliente.* Faites bouillir une poignée de graine de lin et autant de racine de guimauve coupée en petits morceaux, pendant une heure, et passez.

2. *Autre.* Faites bouillir deux ou trois poignées de feuilles de mauve pendant une heure.

De ces deux fomentations, que l'on emploie le plus communément dans les maladies du ventre, la première s'applique au moyen de linge ou de flanelle, et la seconde s'applique quelquefois avec les herbes qui ont servi à la faire.

3. Fomentation *calmante*. Faites bouillir ensemble dans deux pintes d'eau, pendant une heure, une poignée de feuilles de morelle noire et une ou deux têtes de pavots blancs, et passez avec expression.

4. *Autre.* Faites dissoudre dans une pinte de décoction émolliente un gros d'extrait gommeux d'opium.

Ces deux fomentations sont souvent prescrites pour calmer les trop grandes douleurs tant inflammatoires que nerveuses.

La dernière calme parfaitement les douleurs qui accompagnent les érections qui surviennent dans la période inflammatoire des blennorrhagies.

5. Fomentation *astringente*. Faites dissoudre une once de sel ammoniac dans deux livres d'eau.

Cette fomentation convient parfaitement pour opérer la résolution des tumeurs indolentes qu'on rencontre quelquefois sur la rotule ou au voisinage des articulations.

6. *Autre*. Faites bouillir deux onces de racine de bistorte et autant d'écorce de grenade dans deux pintes de gros vin rouge.

Employée avec succès pour faire cesser la faiblesse qui succède aux maladies articulaires inflammatoires qui ont nécessité un traitement émollient long-temps prolongé.

7. *Autre*. Vin rouge chaud, avec addition d'une cuillerée à bouche d'eau-de-vie par pinte de liquide.

Cette fomentation est employée pour activer l'inflammation adhésive après l'opération de l'hydrocèle par injection.

8. Fomentation *résolutive*. Faites infuser une poignée de fleurs de sureau dans une pinte d'eau; passez; laissez refroidir, et ajou-

tez-y une cuillerée à bouche d'extrait de Saturne.

9. *Autre*. Ajoutez à une chopine d'eau froide une cuillerée à bouche d'extrait de Saturne; cette liqueur porte communément le nom d'*eau végéto-minérale* ou *eau de Goulard*.

10. *Autre*. Faites fondre une once de savon blanc dans deux livres d'eau-de-vie.

Ces trois fomentations sont mises en usage pour affermir les articulations à la suite des entorses et des luxations.

11. Fomentation *sinapisée*. Mêlez une poignée de farine de moutarde, ou, mieux encore, une cuillerée ou deux d'acide muriatique à une livre d'eau bien chaude.

Cette fomentation, analogue aux sinapismes, convient mieux en ce qu'elle entretient aux pieds une irritation permanente assez forte pour y attirer le sang, et qu'elle ne détermine pas de vésication. Elle convient pour diminuer ou prévenir les congestions vers le cerveau.

12. Fomentation *anti-psorique.* Faites dissoudre deux ou trois onces de sulfure de potasse dans une livre d'eau, et ajoutez-y un gros d'acide sulfurique.

Cette fomentation est employée, comme l'indique son nom, contre la gale. Le traitement par ce moyen consiste à laver deux où trois fois par jour les parties du corps qui sont affectées de gale.

13. *Autre.* Faites dissoudre deux ou trois onces de savon dans une chopine d'eau-de-vie, et ajoutez-y un quarteron d'huile blanche.

Même usage que la précédente.

14. *Autre.* Faites fondre deux onces de savon blanc et autant de soufre dans deux ou trois pintes d'eau.

Cette dernière a été employée avec beau-

coup de succès dans le traitement de la gale;
elle détermine quelquefois la sortie de petits
boutons, qui disparaissent par l'usage de
bains simples répétés deux ou trois fois.

DES CATAPLASMES.

Le cataplasme est une substance médicamenteuse sous forme de pâte, destinée à être
appliquée sur une partie quelconque du corps
pour y produire des effets différens, suivant
qu'ils sont *émolliens* ou *relâchans, toniques,
astringens, suppuratifs, résolutifs, narcotiques,* etc.

On les prépare avec des pulpes, des fari-
nes, des poudres mélangées, et on y mêle
quelquefois des huiles, des onguens, etc.

1. Cataplasme *émollient.* Faites bouillir
une poignée ou deux de farine de graine de

lin dans une quantité d'eau nécessaire pour faire une bouillie assez consistante.

2. *Autre.* Faites bouillir une poignée ou deux de mie de pain dans une livre de lait, et ajoutez farine d'orge jusqu'à consistance convenable.

3. *Autre.* Faites bouillir ensemble deux ou trois poignées de feuilles et fleurs de mauve, et pilez de manière à en faire une pâte médiocrement consistante.

Ces trois cataplasmes très-émolliens sont employés pour combattre les inflammations ; ils doivent, autant que possible, être appliqués à nu, c'est-à-dire sans être entre deux linges, à moins que la partie ne soit pourvue de poils qu'on ne puisse couper ou raser, comme l'œil ; auquel cas on les fera un peu plus liquides et on les appliquera entre deux linges.

Il est bon de les recouvrir d'un taffetas

gommé qui leur conserve leur chaleur et leur
humidité.

4. Cataplasme *tonique*. Faites bouillir dans
une chopine de gros vin rouge une petite
poignée de plantes aromatiques, et ajoutez
farine d'orge jusqu'à consistance de cataplasme.

5. *Autre*. Faites chauffer un verre de vinaigre le plus fort possible; ajoutez-y suffisante quantité de farine d'orge, et faites un
cataplasme que vous saupoudrerez de poivre
noir.

6. *Autre*. Mêlez du bon vinaigre bien chaud
à suffisante quantité de farine de moutarde,
et faites un cataplasme, que vous appliquerez
après avoir préalablement frotté la partie
avec un linge imbibé de vinaigre chaud.

On emploie ces cataplasmes dans l'intention de produire une irritation plus ou moins
considérable.

Ce moyen est convenable quand on veut déterminer une dérivation, et applicable dans le cas d'inflammation ou de congestion vers le cerveau ou la poitrine.

On a proposé, comme moyen moins actif, et applicable aux enfans ou aux personnes délicates, un cataplasme de farine de graine de lin saupoudré de farine de moutarde; mais l'expérience a prouvé qu'il était au contraire plus irritant, le cataplasme émollient attendrissant la peau et la rendant plus sensible à l'action de la moutarde.

Dans tous les cas, ces cataplasmes doivent être appliqués le plus chaud possible et à nu.

7. *Autre.* Délayez une demi-livre de farine de graines de moutarde avec quantité suffisante de vinaigre le plus fort possible; ajoutez-y un gros de poivre en poudre et autant de gingembre en poudre, et faites un cataplasme.

Ce cataplasme, appelé *cataplasme ischia-tique de Wellis*, s'applique sur le haut de la cuisse dans les cas de sciatique.

8. Cataplasme *astringent*. Faites bouillir deux ou trois poignées de roses de Provins dans une chopine de gros vin rouge; laissez refroidir, et faites un cataplasme.

9. *Autre*. Délayez quantité suffisante de terre cimolée des couteliers avec un peu de vinaigre et d'eau, et faites un cataplasme, que vous appliquerez à froid.

10. *Autre*. Faites une forte décoction de noix de galle, et ajoutez-y suffisante quantité de farine d'orge légèrement torréfiée.

Ces cataplasmes, dont on fait souvent usage, doivent toujours être appliqués froids; ils agissent comme répercussifs, et conviennent dans les faiblesses que les articulations conservent après le traitement des entorses et des luxations. On les applique aussi très-

souvent pour arrêter le gonflement des testicules à la suite des coups, ou par suite d'un
écoulement blennorrhagique supprimé.

11. Cataplasme *suppuratif*. Incorporez une
once ou deux d'onguent basilicum à un cataplasme de farine de graines de lin, et appliquez-le médiocrement chaud et un peu hu-
mide.

12. *Autre*. Faites cuire une poignée ou
deux d'oseille et de feuilles de poirée; ajoutez-y une cuillerée ou deux de sain-doux bien
frais, et appliquez-le comme le précédent.

13. *Autre*. Faites cuire sous la cendre un
gros ognon de lys; quand il sera bien cuit,
pilez-le dans un mortier, et ajoutez-y deux
cuillerées à bouche de sain-doux.

14. *Autre*. Ajoutez à un cataplasme de farine de lin une once d'onguent de la mère, et
mêlez le tout exactement.

On fait usage de ces cataplasmes toutes les

fois qu'on veut amener promptement la suppuration d'une tumeur phlegmoneuse.

15. Cataplasme *résolutif.* Faites bouillir de
la farine de féves de marais, ou, à défaut, des
féves de marais sèches, faites un cataplasme
que vous arroserez avec un peu d'extrait de
Saturne liquide.

16. *Autre.* Faites fondre deux ou trois
onces de savon médicinal ou de savon blanc
dans une chopine d'eau, et ajoutez-y de la
farine d'orge jusqu'à consistance convenable,
et appliquez le cataplasme tiède.

Ces cataplasmes sont appliqués sur les tumeurs inflammatoires qui ont besoin d'être
légèrement excitées.

17. Cataplasme *narcotique.* Faites bouillir
ensemble dans une pinte d'eau deux poignées
de feuilles de morelle noire et deux têtes de
pavots blancs, et préparez un cataplasme.

18. *Autre.* Faites dissoudre deux gros

d'extrait gommeux d'opium dans un demi-verre d'eau, et employez la dissolution à arroser un cataplasme émollient ordinaire, ou mieux encore incorporez la dissolution dans le cataplasme.

On fait usage de ces cataplasmes pour calmer les violentes douleurs qui accompagnent quelquefois les inflammations phlegmoneuses des parties peu pourvues de tissu cellulaire.

19. Cataplasme *anti-septique*. Faites un cataplasme de farine d'orge; incorporez-y une once de quinquina en poudre, et saupoudrez-le avec un peu de camphre.

20. *Autre*. Mêlez de la poudre de charbon végétal avec de l'eau-de-vie, et faites un cataplasme.

21. *Autre*. Mêlez poudre de quinquina et alcool camphré, de manière à faire un cataplasme, et arrosez-le avec quelques gouttes d'essence de térébenthine.

DES BAINS.

On entend par bain l'immersion du corps ou d'une partie du corps ; aussi divise-t-on les bains en bains généraux et bains locaux : au nombre de ces derniers sont les bains de pieds ou pédiluves, et les maniluves ou bains de mains. Les bains entiers varient ; on en prépare d'émolliens, de narcotiques, de toniques et d'aromatiques.

Pour les bains locaux on emploie, comme pour les fomentations, des liquides émolliens, aromatiques, narcotiques, etc.

1. Bains *ordinaires*. Eau simple à la température de vingt-quatre à trente degrés, rarement plus chauds ; on les prend à une température moins élevée, et quelquefois tout-à-fait froids et même à la glace.

2. Bains *émolliens*. Faites bouillir une

brassée de plantes émollientes et deux ou trois livres de racine de guimauve.

3. *Autre.* On fait bouillir une quantité plus ou moins considérable de *tripes*, et on passe ou on les laisse dans le bain.

4. *Autre.* Faites fondre deux ou trois livres d'amidon en morceaux, et ajoutez à un bain simple.

On en fait usage dans les éruptions cutanées chroniques, les roideurs des articulations et les douleurs de rhumatisme.

5. Bain *narcotique.* Se compose comme les fomentations, en faisant bouillir une quantité plus considérable d'espèces narcotiques.

6. Bains *toniques* et *aromatiques.* Espèces aromatiques deux ou trois livres, que l'on fera bouillir pendant une demi-heure.

On les emploie contre les affections rhumatismales anciennes, et dans les cas où il est nécessaire de redonner du ton à la peau.

7. Bain *anti-siphilitique.* Faites dissoudre dix à douze grains de *deuto-chlorure de mercure* (sublimé) dans une livre d'eau distillée, et ajoutez ce mélange à un bain simple.

Ce moyen est peu employé, et s'il produit un bon effet ce n'est que dans les cas où les symptômes se manifestent à la peau, encore sont-ils presqu'entièrement abandonnés.

8. Bain *anti-psorique.* Faites fondre une livre de sulfure de potasse sec dans quantité suffisante d'eau pour un bain.

On en obtient beaucoup de succès dans le traitement de la gale, mais ce moyen ne suffit pas dans tous les cas pour guérir cette maladie.

Les bains locaux se composent de la même manière que les bains généraux, excepté pour les pédiluves sinapisés ou à la moutarde, qui se préparent en mettant une poignée ou deux de farine de graine de moutarde dans la quantité d'eau suffisante.

DES LINIMENS.

Les linimens sont, comme leur nom l'indique, des topiques onctueux, de consistance
moyenne entre celle de l'huile et de la graisse,
destinés à être employés en frictions : l'huile
en fait ordinairement la base, et on y ajoute
les substances que l'on juge convenables à
l'usage qu'on en veut faire.

1. Liniment *calmant*. Mêlez baume tranquille, deux ou trois onces, et laudanum,
quinze à vingt gouttes.

2. *Autre*. Faites dissoudre dix-huit à vingt
grains d'extrait d'opium dans deux ou trois
onces d'huile.

3. *Autre*. Faites dissoudre une demi-once
de savon blanc dans trois ou quatre onces
d'huile blanche, et ajoutez-y dix à douze

gouttes de laudanum de Rousseau ou bien un gros de vin d'opium.

Ces trois linimens sont souvent employés pour calmer les douleurs, et particulièrement celles qui occupent les articulations.

4. *Autre.* Mêlez un gros de baume de Fioraventi à une once ou deux de baume tranquille, et ajoutez-y dix ou douze gouttes de laudanum liquide de Sydenham.

On emploie ce dernier quand les douleurs sont très-vives, sans être cependant accompagnées de symptômes inflammatoires.

5. *Autre.* Faites dissoudre un gros de camphre dans un jaune d'œuf; ajoutez-y un gros de laudanum liquide de Sydenham, et incorporez le tout dans deux onces d'onguent d'althéa ou d'axonge.

Cette préparation est surtout employée dans les coliques nerveuses ou spasmes des intestins; on en frotte le ventre à différentes reprises, en ayant soin de recouvrir la partie avec une flanelle bien chaude.

6. *Autre*. Ajoutez vingt-cinq à trente gouttes de laudanum de Rousseau à deux onces d'onguent populéum, et mêlez le tout avec deux jaunes d'œufs bien frais.

Ce liniment convient parfaitement pour calmer les douleurs hémorroïdales ; on en recouvre des petits plumasseaux de charpie que l'on applique sur les tumeurs.

7. Liniment *excitant*. Faites dissoudre un gros de camphre dans un jaune d'œuf ; mêlez avec deux ou trois onces d'huile blanche, et ajoutez dix à douze gouttes d'huile essentielle de romarin.

8. *Autre*. Faites dissoudre un gros de camphre dans un jaune d'œuf ; mêlez à trois ou quatre onces d'huile de camomille, et ajoutez-y un gros d'ammoniaque liquide.

Ces deux linimens sont très-fréquemment

employés par le professeur Dubois en frictions sur la colonne vertébrale chez les enfans rachitiques, et dans les cas de douleurs
rhumatismales chroniques.

9. *Autre.* Faites dissoudre un gros de
camphre et une once de savon blanc dans
trois ou quatre onces d'huile d'amandes douces, et ajoutez-y deux gros de teinture de
cantharides.

Ce liniment est souvent employé dans le
traitement de la paraplégie ou paralysie des
extrémités inférieures ; on en frotte plusieurs fois par jour la colonne vertébrale et
le sacrum.

10. Liniment *résolutif.* Mêlez ensemble
quatre onces d'huile d'amandes douces,
deux onces d'alcool camphré et deux gros
de baume de Fioraventi, et ajoutez deux gros
d'ammoniaque liquide.

Celui-ci est très-souvent employé pour

frictionner les glandes lymphatiques engor-
gées; il est recommandé pour frotter le ventre
des enfans attaqués du carreau.

11. Liniment *ammoniaco-savonneux*, vulgairement *baume Opodeldoch*. Faites liquéfier
au bain-marie et à vaisseau clos une once de
savon blanc, quatre onces d'alcool à trente-
six degrés et deux onces de camphre; passez
la liqueur encore chaude, et ajoutez-y un
gros d'huile de romarin et autant d'ammoniaque liquide lorsqu'elle sera presque froide,
et agitez.

On conserve ce liniment dans des flacons
à large ouverture.

Ce liniment est employé en frictions dans
les cas de foulures, d'entorses et de douleurs
rhumatismales anciennes.

12. Liniment *mercuriel*. Mêlez deux onces
d'huile d'amandes douces à une once d'onguent mercuriel double, et ajoutez une once

d'ammoniaque liquide, et conservez bien bouché.

Ce liniment est employé pour faire des frictions sur les tumeurs siphilitiques chroniques.

13. Liniment *contre la gale*. Faites dissoudre trois onces de sulfure de potasse dans une once d'eau, d'une part; faites dissoudre deux livres de savon blanc dans autant d'huile de lin, de l'autre, et mêlez les deux dissolutions.

Ce liniment est très-souvent employé contre la gale; on en fait de même usage dans le traitement de différentes maladies de la peau, telles que la prurigo, les dartres, etc. On fait une friction tous les jours; la dose varie d'une demi-once à une once pour chaque friction, et on prend un bain tous les quatre jours.

14. Liniment *contre les engelures*. Faites

fondre deux gros de cire blanche et autant de blanc de baleine dans deux onces d'huile d'olive, et ajoutez-y un gros de baume du Pérou et autant d'acide hydrochlorique.

Ce liniment est bon pour panser les engelures ulcérées.

15. Liniment *contre la brûlure.* Mêlez à parties égales de l'eau de chaux et de l'huile d'olive, et battez jusqu'à ce que le mélange ait acquis la consistance d'une pommade.

Ce liniment, excellent contre la brûlure, doit être renouvelé d'heure en heure. Il s'applique sur des linges avec lesquels on recouvre toutes les parties brûlées.

DES CÉRATS.

Les cérats sont des médicamens destinés à être employés à l'extérieur ; ils sont formés d'huile et de cire qui sont la base de tous les cérats. On y ajoute, suivant l'usage qu'on en veut faire, des substances plus ou moins actives et qui les rendent propres à être employés avec succès dans le traitement des différentes maladies qui en réclament l'usage.

1. Cérat *simple* ou *de Galien*. Faites fondre au bain-marie une partie de cire blanche ou jaune pour trois parties d'huile d'amandes douces ; laissez refroidir, et, quand le mélange sera presque froid, battez-le dans un mortier jusqu'à ce qu'il n'y ait plus de grumeaux. On ajoute pendant cette opération une eau distillée propre à aromatiser le

mélange; c'est pour l'ordinaire de l'eau distillée de roses.

2. Cérat *de Saturne*. Ajoutez, pour composer ce cérat, cinq à six gouttes d'extrait de Saturne liquide, par once de cérat simple.

Ces deux cérats sont journellement employés pour faire les pansemens; mais ils le sont, surtout le premier, plutôt pour empêcher les pièces de l'appareil de coller aux bords de la plaie que comme moyen curatif.

Le second cependant jouit de quelques propriétés dessiccatives, à cause de l'extrait de Saturne qu'il contient, et est à cet effet appliqué sur les brûlures légères; mais il ne vaut pas à beaucoup près le liniment *calcaire* ou *contre la brûlure*.

3. Cérat *soufré*. Mêlez exactement dans un mortier un demi-gros de fleur de soufre ou *soufre sublimé* par once de cérat simple.

Ce cérat est employé pour frictionner les

parties couvertes de boutons de gale et pour panser les plaies ou ulcères qui accompagnent quelquefois cette maladie.

4. Cérat *opiacé*. Ajoutez dix-huit à vingt grains d'opium brut par once de cérat simple. Pour bien effectuer le mélange, il convient de délayer d'abord l'opium dans un jaune d'œuf bien frais, et de l'ajouter ensuite au cérat peu à peu.

Ce cérat est employé pour panser les ulcères vénériens ou autres qui sont douloureux. On en fait aussi fréquemment usage pour frotter les gerçures et les ragades douloureuses.

DES POMMADES.

Les pommades diffèrent des cérats en ce qu'elles ont l'axonge pour base ; on les compose avec différentes substances suivant les propriétés qu'on veut leur donner.

1. Pommade *stibiée*. Elle se compose en incorporant cinq ou six grains d'émétique par gros d'axonge. Le mélange se fait dans un mortier de verre.

Cette pommade, qui porte le nom de *pommade d'Authenrieth*, du nom de l'inventeur, est un des plus puissans dérivatifs que l'on connaisse ; on obtient, après deux ou trois frictions, avec gros comme une noisette chaque fois, de gros boutons semblables à ceux de la variole, et qui fournissent une suppuration assez considérable.

Un des avantages de cette pommade est de déterminer en moins de vingt-quatre heures la naissance de ces boutons, et par conséquent une dérivation proportionnée à l'étendue de la friction et à la quantité de pommade employée.

On en a obtenu beaucoup de succès dans le traitement de la coqueluche, dans celui des maladies de poitrine, et particulièrement dans le traitement des inflammations chroniques des articulations.

On cite quelques exemples de guérison d'inflammations chroniques de l'utérus et de catarrhes chroniques de la vessie, obtenue par les frictions sur le pubis avec la pommade d'Authenrieth.

2: Pommade *ammoniacale*; dite *de Gondret*. Faites liquéfier à une douce chaleur, dans un flacon à large ouverture, une once de suif de chandelle; attendez que la température se soit abaissée à dix ou douze degrés; ajoutez-y une once d'ammoniaque liquide; agitez jusqu'à ce que le mélange soit concret. Il faut tenir hermétiquement bouché et luté, ou mieux dans un flacon à l'émeri.

Quand on prépare cette pommade en hiver, on met moitié huile et moitié suif de chandelle.

On peut remplacer le suif de chandelle par le beurre de cacao ou la cire; l'huile d'olive, l'axonge, le jaune d'œuf, peuvent aussi suppléer à l'huile d'amandes douces.

Cette pommade a des propriétés à peu près analogues à celle de la pommade stibiée; elle est de plus vésicante : une application de cinq à six minutes suffit pour rubéfier la partie sur laquelle elle est appliquée, et en un quart d'heure on obtient une vésication complète.

Il est inutile de dire que l'action de cette

pommade sera plus prompte chez un enfant que chez un vieillard, sur une femme que sur un homme.

Les différences de densité, de mollesse et de susceptibilité de la peau en déterminent aussi dans l'intensité de l'action épispastique de la pommade et dans ses effets.

La force vitale qui anime plus ou moins les organes fait varier aussi la puissance de ce remède. Ainsi, sur un membre paralysé, la dose et le temps propres à la vésication pourront tromper des médecins; et, dans ce cas, il faut employer la pommade à dose cautérisante et renouveler le topique de quart d'heure en quart d'heure jusqu'à ce qu'on en ait obtenu l'effet désiré.

Cette pommade vésicante jouit d'une action épispastique très-variée, puisqu'on obtient, par son usage, depuis la rubéfaction la plus légère jusqu'à la vésication la plus profonde; et, sous ce rapport, elle doit être préférée à toutes les préparations épispastiques où entrent les cantharides ; elle est d'autant plus préférable qu'elle réunit l'inappréciable avantage de n'occasioner aucune absorption fâcheuse et d'agir avec beaucoup plus de promptitude.

Elle est employée dans un grand nombre de maladies, soit aiguës, soit chroniques.

3. Pommade *anti-dartreuse*. Mêlez à une once de pommade de concombre deux gros. de nitrate de mercure.

Cette pommade est employée par le professeur Dubois dans le traitement des dartres récentes ; on en fait deux fois par jour de légères frictions sur les parties malades.

4. Pommade *anti-psorique*. Faites fondre une livre de savon blanc dans une livre ou deux d'eau, et ajoutez-y une demi-livre de fleur de soufre (*soufre sublimé*).

Cette pommade, à laquelle on peut ajouter un peu d'huile si on le juge convenable, est excellente pour guérir la gale. On en frotte toutes les parties malades deux fois par jour, et on prend un bain tous les trois ou quatre jours.

5. Pommade dite *de Régent*. Faites fondre de la cire vierge dans de l'huile d'olive ou d'amandes douces, de manière à faire un véritable cérat; ajoutez-y dix-huit à vingt-quatre grains d'oxide rouge de mercure porphyrisé par once de pommade, et opérez le mélange le plus exactement possible.

Cette pommade produit de très-bons effets dans les affections chroniques des paupières; il serait nuisible de l'employer dans les cas d'inflammations aiguës des paupières.

6. Pommade *contre la teigne*. Incorporez à deux onces d'axonge deux gros de chaux éteinte et deux gros de soude du commerce.

Cette pommade réussit parfaitement; on l'emploie de la manière suivante : on met d'abord un cataplasme pour ramollir et détacher les croûtes, puis on couvre de cette pommade les endroits ulcérés et découverts.

7. Pommade *épispastique*. Incorporez un demi-gros de cantharides en poudre par once d'axonge, et faites chauffer au bain-marie.

8. Autre *au garou*. Faites chauffer au bain-marie une demi-once d'écorce de garou avec quatre onces d'axonge pendant cinq ou six heures, et passez.

Ces deux pommades servent à entretenir les vésicatoires. On préfère généralement la pommade au garou à la première, qui a l'inconvénient de déterminer un peu d'irritation vers la vessie.

9. Pommade *contre le goître*. Mêlez un demi-gros d'hydriodate de potasse avec deux onces d'axonge.

On fait usage de cette pommade dans le traitement des goîtres, et généralement pour tous les engorgemens glandulaires.

On fait soir et matin une friction avec une petite quantité de cette pommade, et on a soin de tenir la partie toujours couverte avec une flanelle.

10. Pommade *mercurielle opiacée*. Mêlez à parties égales onguent mercuriel et cérat opiacé.

Cette pommade est très-fréquemment employée à la Maternité pour favoriser la guérison des inflammations du péritoine à la suite des couches. On fait deux ou trois frictions par jour sur le ventre avec un demi-gros de ce mélange à chaque fois.

DES ONGUENS.

Les onguens sont des médicamens externes, d'une odeur et d'une couleur qui varient
d'après la nature de leurs compositions, d'une
consistance toujours plus grande que celle
des pommades et moindre que celle des emplâtres, qui se composent toujours de corps
gras auxquels on ajoute des résines et quelques matières colorantes.

Le mode de préparation des onguens peut
varier, les différentes substances qui les composent y apportant des modifications parti-
culières.

Les onguens sont très-employés en chirurgie: leur nom vient d'un verbe latin qui veut
dire *oindre.*

Nous allons donner la manière de préparer

ceux des onguens qui sont le plus fréquemment employés.

1. Onguent *mercuriel*. On l'obtient en mé-
lant dix-huit à vingt grains de précipité blanc
avec une once de graisse de porc, et en y
ajoutant cinq ou six gouttes d'huile essentielle
de citron.

On l'emploie en frictions contre la gale, les
dartres et les maladies vénériennes.

2. Onguent *mercuriel double* ou *napolitain*.
Prenez parties égales de graisse de porc et
de mercure métallique, triturez le mélange
jusqu'à extinction complète du mercure.

3. Onguent *mercuriel simple* ou *onguent gris*.
Il ne diffère du précédent que par ses proportions de mercure : en effet, on l'obtient en
mélangeant comme dans le précédent deux
onces de mercure seulement avec une livre
d'axonge.

L'un et l'autre sont employés en frictions

contre les maladies siphilitiques; c'est encore un des meilleurs fondans que l'on connaisse, et on en fait souvent usage pour dissoudre les engorgemens lymphatiques, et surtout les engorgemens des testicules.

4. Onguent *suppuratif* dit *de la mère.* Faites fondre une once de cire jaune avec une demi-once de poix noire; mélangez avec axonge et suif, de chaque une once, et ajoutez deux gros de litharge porphyrisée.

Cet onguent, inventé par la mère Thècle, est très-fréquemment employé pour accélérer la suppuration : on le fait quelquefois entrer dans la composition des cataplasmes maturatifs.

5. Onguent *populéum.* Faites bouillir une livre de germes de peuplier noir et un quarteron de feuilles de belladone, de jusquiame, et de morelle noire dans quatre ou cinq livres de graisse de porc pendant une heure ou deux;

passez avec expression, et conservez pour l'usage.

Cet onguent est très-calmant; il est employé pour calmer les douleurs hémorroïdales.

~~~~~~

DES EMPLÂTRES.

LES emplâtres sont des médicamens externes plus solides que les onguens; ils sont glutineux, composés d'un corps gras, de cire et de diverses autres substances, telles que des gommes, des résines, des oxides métalliques, etc.

On étend les emplâtres sur des morceaux de linge ou de peau, et on les applique spécialement sur les tumeurs pour les ramollir, les résoudre ou les stimuler.

1. Emplâtre *simple*. Faites liquéfier de
~~~~~~

l'axonge dans de l'huile, dans des proportions égales ; ajoutez-y autant de litharge bien porphyrisée que vous avez mis de l'une des deux premières substances, et une quantité d'eau suffisante pour servir de bain-marie local ; faites chauffer graduellement jusqu'à l'ébullition, et remuez continuellement avec une spatule de bois. On remplace de temps en temps l'eau qui s'évapore par une nou-velle quantité de ce mélange au degré de température du mélange emplastique.

L'emplâtre parcourt diverses nuances et passe du rouge au blanc rosé; c'est alors que l'on peut regarder l'opération comme entièrement terminée. On le verse avec pré-caution dans l'eau froide, et on le malaxe pour s'en servir au besoin.

Nous allons entrer dans des détails qu'il est d'autant plus nécessaire de connaître, que *l'emplâtre simple* sert de base à presque tous les autres. Nous ne saurions mieux faire que de les emprunter au traité de Pharmacie pratique de M. Caventon, l'un des plus savans pharmaciens de la capitale, et un de ceux qui, par leurs belles découvertes, ont le plus contribué aux progrès de la science.

Nous allons donc examiner quel but on se propose premièrement dans l'agitation continuelle de la masse, secondement dans l'addition et le renouvellement de l'eau; et en troisième lieu nous décrirons ce qui se passe pendant l'opération.

La porphyrisation de la litharge et son agitation continuelle dans la masse huileuse, sont indispensables; la première favorise les points de contact, et par conséquent augmente son action sur les molécules grasses; la seconde est un auxiliaire non moins essentiel que la première. En effet, si la graisse, l'huile et l'oxide étaient simplement mêlés dans la bassine, et abandonnés ensuite sur le feu, il arriverait que, ces corps ne tardant pas à se soumettre à la loi de leur pesanteur spécifique, l'oxide se précipiterait en masse au fond de la bassine, et serait surnagé par l'huile et la graisse ; et comme la réussite de l'emplâtre ne consiste que dans l'action que l'oxide exerce sur les corps gras, elle ne pourrait exister, 1° parce que le point de contact n'aurait pas lieu ou n'aurait lieu que dans un espace très-limité; 2° parce que la chaleur ne tarderait pas à carboniser une partie des graisses, d'où s'ensuivrait néces-sairement la revivification de l'oxide de plomb. Il est donc très-important de remuer constamment la masse.

L'addition de l'eau n'est pas moins nécessaire; car, malgré le mouvement continuel de la masse, la chaleur toujours croissante ne tarderait pas à devenir suffisante pour al-

térer une partie des corps gras, les décomposer, et par conséquent les charbonner;
alors l'opération serait manquée, et, au lieu
d'avoir un emplâtre bien blanc et d'une
bonne consistance, il serait noir, dur, cassant, et impropre aux usages auxquels on le
destine. Il devenait donc nécessaire de trou-
ver un corps qui, sans altérer les propriétés
du médicament, offrît un obstacle à sa dé-
composition; l'eau remplissant ce but doit
toujours être employée. Non-seulement ce
liquide empêche le contact trop immédiat
des corps huileux avec la bassine, et par
conséquent leur carbonisation, mais encore
elle favorise la combinaison qui constitue
l'emplâtre. Mais, comme il est nécessaire que
la quantité d'eau ne soit jamais trop forte,
il faut n'en mettre d'abord qu'une petite
quantité qu'on aura soin de remplacer, au fur
et à mesure de son évaporation, et on re-

connaît que l'eau approche de sa fin lorsque la masse s'affaisse et n'est plus tuméfiée
comme au commencement de l'opération. Il
est encore très-important de faire observer
que l'eau que l'on ajoute pendant l'opération
doit toujours être bouillante, sans quoi le
contact du liquide froid avec une masse en
ébullition déterminerait une violente explo-
sion qui ne serait pas sans danger.

Les phénomènes qui se passent pendant le
cours de cette opération ne sont pas moins
dignes de beaucoup d'attention.

La couleur rouge du mélange de la litharge avec les corps gras, et l'affaiblissement progressif de cette couleur, jusqu'à sa
disparition totale ou sa conversion en un
blanc mat, annonce que l'emplâtre est fait.
C'est alors qu'on le retire du feu et qu'on le
coule dans l'eau froide, où il se solidifie.

Cet emplâtre, ainsi préparé, s'appelle,

10.

comme nous l'avons dit plus haut, *emplâtre simple*. On s'en sert pour composer beaucoup d'autres dont il est la base ; il suffit d'y ajouter dans des proportions convenables les substances propres à leur donner de nouvelles propriétés.

Les ingrédiens que l'on ajoute à l'*emplâtre simple* variant par leurs propriétés, il y a quelques règles à observer que l'on peut borner aux suivantes.

Dans tous les cas, l'*emplâtre simple* doit être liquéfié à une douce chaleur et avec un peu d'eau ; alors on y ajoute les différentes substances qui doivent les composer, comme la *térébenthine*, la *cire* préalablement fondue, les *sels*, les *savons* divisés et coupés en tranches très-minces.

Si ce sont des gommes-résines, des résines, des extraits, des métaux, des oxides, etc., que l'on désire y ajouter, on laissera refroidir à demi l'*emplâtre simple* liquéfié, et on y ajoutera les *gommes* divisées par le vinaigre ou réduites en poudre, les *résines* pulvérisées, les *extraits* dissous dans un peu d'eau, le *camphre* divisé dans l'huile, le *mercure* éteint dans la graisse ou dans la térébenthine, les *oxides* à l'état de poudre très-fine, enfin les *huiles volatiles*, quand le liquide qui sert de base sera presque entièrement refroidi, car la chaleur leur ferait perdre toutes leurs propriétés en les volatilisant. Il est inutile de faire observer qu'il est, en toutes circonstances, important de remuer avec soin et continuellement.

On peut conserver les emplâtres assez long-temps sans qu'ils s'altèrent; mais, avec le temps, ils sèchent et deviennent cassans; on doit alors les rejeter.

2. Emplâtre *de cire*. Faites fondre ensemble une once de cire blanche ou jaune, au-

tant de graisse de mouton ou de suif de chandelle, et une demi-once de poix blanche;
mêlez bien exactement, et conservez pour
l'usage.

3. Emplâtre *de ciguë*. Faites liquéfier dans
une bassine de cuivre ou un poëlon de terre
vernissé, et à un feu doux, une livre de poix-
résine, une demi-livre de cire jaune et autant de poix blanche avec quatre onces
d'huile blanche; ajoutez-y alors deux livres
de feuilles de ciguë fraîches et pilées; faites
bouillir pendant une demi-heure, et passez
à travers un linge en exprimant fortement.
Cela fait, ajoutez alors à ce premier produit une demi-livre de gomme ammoniaque
que vous aurez fait dissoudre préalablement
dans une petite quantité de vinaigre ou de
suc de ciguë, et mêlez le tout avec soin en
emuant toujours pendant une demi-heure
environ.

Cet emplâtre, que l'on applique étendu sur de la peau, épais d'une ligne à peu près, a souvent été employé comme fondant. On en fait aussi souvent usage pour calmer les douleurs des glandes, et surtout de celles du sein ; on l'applique quelquefois sur la région épigastrique pour calmer les douleurs nerveuses de l'estomac, mais, dans ce cas, on l'arrose de quelques gouttes de laudanum de Rousseau.

4. Emplâtre *de mucilage*. Faites fondre à une douce chaleur, dans un vase de terre vernissé, trois onces de poix-résine avec une once de térébenthine ; mêlez avec une demi-livre d'huile de mucilage, et passez ; ajoutez ensuite deux livres de cire jaune, et, quand le mélange sera à moitié refroidi, vous y joindrez gomme ammoniaque et gomme opopanax, de chaque une once, que vous aurez préalablement fait dissoudre dans de l'al-

cool à vingt degrés et évaporer jusqu'à consistance de miel ; enfin ajoutez-y un gros de safran, et mêlez avec soin.

5. Emplâtre *de poix*. Faites fondre, comme dans le cas précédent, quatre onces de poix blanche, une once de résine élémi, une demi-once de térébenthine pure et une demi-once d'huile de laurier ; quand le mélange sera bien fait, passez, et conservez pour l'usage.

6. Emplâtre *vésicatoire aux cantharides*. Faites liquéfier ensemble dans un vase de terre, à une douce chaleur, une demi-livre de poix blanche avec autant de cire jaune et deux onces de térébenthine pure ; remuez pendant quelque temps jusqu'à ce que le mélange soit entièrement fait ; retirez du feu, et ajoutez-y deux onces de cantharides en poudre très-fine, et mêlez avec le plus grand soin.

Cet emplâtre vésicatoire s'étend sur de la

peau blanche, à une ligne d'épaisseur environ ; et, avant de l'appliquer sur la peau, on
a soin de le saupoudrer avec des cantharides
en poudre et quelquefois avec du camphre,
surtout quand on a à redouter l'effet des cantharides sur l'appareil urino-génital.

7. Emplâtre *vésicatoire anglais*. Faites liquéfier à une douce chaleur deux onces d'emplâtre de cire (*voyez* n° 2) avec autant de
graisse de porc ; laissez un peu refroidir ;
ajoutez-y deux onces de poudre de cantharides, et mêlez avec beaucoup de soin.

Ce dernier, qui est employé dans le même
cas que le précédent, ne se saupoudre jamais
de cantharides ; on doit également le saupoudrer de camphre s'il y a lieu.

8. Emplâtre *simple collant*. Faites fondre
une quantité quelconque d'*emplâtre simple*
n° 1 à une douce chaleur, et ajoutez-y un
sixième en poids de poix blanche.

Cet emplâtre très-collant est employé pour appliquer certaines substances ou comme légèrement excitant; on l'étend sur de la peau ou sur du linge à une ligne d'épaisseur.

9. Emplâtre *de Nuremberg.* Faites bouillir une demi-livre d'oxide de plomb rouge avec une livre d'huile de lin et suffisante quantité d'eau jusqu'à ce que l'oxide soit entièrement dissous et que l'eau soit presque complètement évaporée; retirez le vase du feu; ajoutez une livre de cire jaune; remettez sur le feu jusqu'à ce que la cire soit entièrement fondue; ajoutez encore, avant que la masse soit tout-à-fait refroidie, une demi-once de camphre dissous dans un peu d'huile; mêlez intimement, et l'emplâtre sera achevé.

Cet emplâtre possède des propriétés excitantes assez marquées; appliqué sur des surfaces ulcérées, il augmente l'inflammation et la suppuration; et, sur des surfaces non ulcérées, il agit comme résolutif, détermine une certaine réaction des solides, et par cōn-séquent la résolution des fluides épanchés.

10. Emplâtre *de gommes-résines* ou *dia-chylon gommé*. Faites liquéfier à un feu doux, en y ajoutant une quantité suffisante d'huile, une livre d'emplâtre simple nᵒ 1 ; ajoutez-y cire jaune, poix blanche et térébenthine, de chaque une once ; mélangez bien exactement ; ajoutez-y enfin gomme ammoniaque, galba-num, sagapanum, de chaque deux gros, que vous aurez préalablement fait dissoudre dans une suffisante quantité d'alcool à vingt-deux degrés et fait évaporer jusqu'à consistance de miel, et mêlez à la masse.

Alors on passe avec expression à travers un linge ; on agite jusqu'à refroidissement convenable pour former des magdaléons, suivant l'usage.

Cet emplâtre est très-employé en chirurgie; quelquefois on l'étend sur de la peau pour l'appliquer comme résolutif; mais le plus souvent on l'étend en couche très-mince sur de la toile neuve pour en former du sparadrap de diachylon gommé; à cet état, on en fait le plus fréquent usage en chirurgie; il sert dans les pansemens, soit à rapprocher les chairs, soit à maintenir les pièces d'appareil, soit pour fixer un autre emplâtre dans ce dernier cas, on forme autour de l'emplâtre un petit cercle de diachylon qui le fixe mieux que ne feraient des bandes.

11. Emplâtre *de savon.* Faites fondre dans suffisante quantité d'huile deux livres d'emplâtre simple n° 1; et quand l'emplâtre sera totalement liquéfié, ajoutez-y quatre onces de savon blanc coupé par morceaux très-petits, ou, mieux encore, ratissé, et deux onces de cire blanche; faites cuire à petit feu jusqu'à ce que le mélange soit opéré, et l'emplâtre sera fait.

Cet emplâtre est regardé comme fondant, aussi l'emploie-t-on très-souvent pour opérer la résolution des engorgemens glanduleux et particulièrement du testicule.

Pour en faire usage on l'étend sur de la peau à une ligne d'épaisseur, et on ne le renouvelle que tous les sept ou huit jours.

12. Emplâtre *composé*. Faites liquéfier ensemble dans un vase de terre vernissé, parties égales d'emplâtre simple, emplâtre de gommes-résines ou diachylon gommé, et emplâtre de ciguë, et remuez jusqu'à ce que le mélange soit opéré. Il est souvent nécessaire d'y joindre un peu d'huile.

Cet emplâtre ou pour mieux dire ce mélange a des propriétés à peu près analogues à celles de chacun de ceux qui concourent à sa formation.

DES SPARADRAPS.

Les sparadraps sont des bandes de toile, d'étoffe de soie ou même de papier, couvertes d'un côté seulement d'un emplâtre quelconque.

1. Sparadrap *ordinaire*. Faites liquéfier au bain-marie deux onces de cire blanche, une once d'huile d'amandes douces et un gros de térébenthine.

2. Sparadrap dit *toile de mai*. Faites fondre au bain-marie une livre de cire blanche coupée ou râpée, avec une demi-livre d'huile d'amandes douces et autant de beurre frais, et mêlez bien exactement.

Cette toile de mai est employée pour panser les engelures ulcérées.

3. Sparadrap *d'emplâtre*. Faites liquéfier

ensemble, au bain-marie, emplâtre simple, diachylon gommé et cire jaune, de chaque parties égales, et ajoutez au mélange un sixième de son poids de térébenthine.

4. Sparadrap. *Papier ciré*. Faites liquéfier au bain-marie, cire vierge, huile de baleine et térébenthine pure, à parties égales, et mêlez bien exactement.

Ce sparadrap, quand il est fait, se coupe par petits morceaux pour remplacer les feuilles de lierre dans le pansement des cautères.

5. Sparadrap dit *taffetas d'Angleterre*. Faites fondre au bain-marie deux onces d'ichthyocolle choisie, dans huit onces d'eau, et laissez jusqu'à réduction à moitié, et passez.

Ces différens sparadraps se préparent en étendant le liquide encore chaud sur de la toile, du papier ou du taffetas, au moyen d'un pinceau; on peut donner plusieurs couches si cela est nécessaire; mais il faut éviter qu'elles ne soient trop épaisses, auquel cas le sparadrap serait cassant, ou que les couches ne soient trop légères, ce qui les empêcherait de coller.

Un sparadrap est bien fait lorsqu'il est recouvert partout d'une couche mince, lisse et uniforme, qu'il conserve de la souplesse, qu'il est assez collant pour s'attacher sans peine à la peau, et que quand on l'enlève il ne laisse aucune parcelle de matières à la partie sur laquelle il était appliqué.

Si, en faisant le taffetas d'Angleterre, on veut lui donner une odeur agréable, on peut mettre une couche de teinture de baume du Pérou; mais elle doit toujours être entre les couches données avec l'ichthyocolle.

On peut, à volonté, faire du taffetas noir, blanc, ou couleur de chair; il suffit, pour cela, de prendre un taffetas d'une de ces couleurs, l'enduit ne donnant par lui-même aucune couleur à ce sparadrap.

Il est convenable de tenir toutes ces espèces de sparadraps enveloppées dans du papier. Cette précaution les empêche de se sécher et de s'enlever par écailles.

Tous ces sparadraps servent à réunir les plaies et à maintenir les pièces d'appareil d'un pansement.

DES SUPPOSITOIRES.

Les suppositoires sont des médicamens que l'on introduit dans l'anus ; leur volume varie depuis la grosseur d'une plume à écrire, jusqu'à celle du petit doigt ; leur forme est toujours conique, à moins que la substance ne le permette pas.

On en fait avec du beurre de cacao que l'on fait liquéfier et que l'on coule dans des petits cornets de papier.

On les emploie pour faire mourir les petits vers ascarides qui ont leur siége au pourtour de l'anus et à l'entrée du rectum. Ils sont blancs, et si petits, que souvent on a peine à les apercevoir, ce qui fait que quand on n'y regarde pas avec soin, on ne sait à quoi attribuer les démangeaisons terribles qu'ils occasionent, et qu'on ne fait cesser qu'en employant ce moyen qui les détruit parfaitement.

On emploie aussi le savon que l'on taille en cônes, avec un couteau.

Enfin, si on se sert du miel, on le roule entre les doigts, et on lui donne ainsi à peu près la forme qu'il doit avoir.

Ces deux derniers sont employés pour guérir les gerçures de l'anus, et quelquefois

pour faciliter la sortie de matières endur-
cies.

Dans ce dernier cas, il serait peut-être
plus convenable d'employer la graisse de
mouton ou le cérat.

* * * * *

DES POUDRES PHARMACEUTIQUES.

Les poudres, soit végétales, soit minérales ou animales, sont toujours des produits
de la pulvérisation; on les distingue en poudres *simples* et en poudres *composées*.

Les poudres simples sont formées d'une
seule substance très-divisée.

Les poudres composées se forment de deux
ou trois substances, et souvent d'un beaucoup
plus grand nombre.

Les précautions à prendre pour la préparation des poudres composées consistent à

n'opérer le mélange que quand toutes les substances qui doivent le former ont été pulvérisées exactement et séparément.

On doit, pour conserver les poudres, les mettre dans des flacons de verre bien bouchés ou dans des boîtes de sapin garnies intérieurement d'une feuille de plomb.

1. Poudre *tonique*.

Quinquina en poudre, ...   un gros.
Magnésie blanche, ...   douze grains.

Mêlez et divisez en six paquets.

On en donne un paquet immédiatement avant chaque repas dans les faiblesses d'estomac, dans les pertes d'appétit et dans les aigreurs.

2. *Autre*.

Racine de colombo en poudre,   un gros.
Rhubarbe en poudre, ...   douze grains.

Mêlez et divisez en six paquets.

Ce mélange est très-propre à relever les

forces digestives; la dose est d'un paquet, que l'on prend entre deux soupes, et mieux encore, si c'était possible, une demi-heure avant le repas.

3. *Autre.*

Racine de gentiane en poudre,   un gros.
Cannelle en poudre, ... six grains.

Mêlez et faites six paquets.

Cette poudre, prise avant le repas ou dans la première cuillerée de soupe, favorise les digestions; elle convient à la suite des éva-cuasions excessives.

4. *Autre.*

Cachou en poudre, ... un gros.
Roses rouges en poudre, . . un gros.

Mêlez et divisez en douze paquets.

Cette dernière convient pour calmer les diarrhées chroniques qui tiennent de la fai-blesse des intestins. La dose est de deux ou trois paquets par jour.

5. Poudre *excitante*.

Racine d'angélique en poudre,   un gros.
Cannelle en poudre, ... un demi-gros.

Mêlez et divisez en douze paquets.

Cette poudre est très-bonne pour ranimer les organes gastriques et favoriser les digestions.

6. *Autre*.

Anis en poudre, ... un gros.
Cannelle en poudre, ... huit grains.

Mêlez et faites six paquets.

On obtient beaucoup de succès de l'usage de cette poudre quand les organes de la digestion sont dans un état d'atonie, que les digestions sont irrégulières, et qu'il se dégage des flatuosités dans le canal alimentaire.

7. *Autre*.

Valériane en poudre, ... une once.
Safran en poudre, ... un demi-gros.

Mêlez et divisez en vingt paquets.

Un paquet de cette poudre pris tous les matins produit de très-bons effets contre les vers, et donnée à une dose plus ou moins élevée, dix ou douze paquets par jour, elle s'oppose aux attaques d'épilepsie et arrête les mouvemens convulsifs.

8. Poudres *toniques* et *excitantes.*

Quinquina en poudre, . . . un gros.
Cannelle en poudre, ... un gros.

Mêlez et divisez en six paquets.

Cette poudre a le double avantage de fortifier le tissu des organes et de le stimuler. Elle est propre à augmenter les forces digestives et propre à couper les fièvres intermittentes.

Dans le premier cas la dose est d'un paquet par jour ; dans le second on en donnera un paquet d'heure en heure, en commençant deux heures après l'accès.

9. *Autre.*

Valériane sauvage en poudre, .   quatre gros.
Limaille de fer porphyrisée, . .   un gros.

Divisez en douze paquets.

Cette poudre est employée avec succès contre la chlorose ou *pâles couleurs*. La dose est de deux paquets que l'on donne tous les matins à jeun, à une heure d'intervalle.

10. Poudre *émolliente.*

Poudre de racine de guimauve,   deux gros.
Idem de gomme arabique,   . .   deux gros.

Mêlez et divisez en douze paquets.

Cette poudre est bonne à calmer les irritations des voies digestives; elle modère aussi les évacuations alvines et les coliques qui souvent les accompagnent.

11. Poudres *toniques* et *émollientes.*

Quinquina en poudre, ...   un gros.
Gomme arabique en poudre, .   quatre gros.

Mêlez et faites douze paquets.

Ce mélange est employé quand on craint
que le quinquina seul n'irrite la surface des
voies digestives, et quand on veut adoucir
son action.

12. *Autre.*

Cachou en poudre, ... un gros.
Poudre de réglisse ou de racine de gui-
    mauve, ... deux gros.

Faites le mélange et divisez en douze paquets.

On fait usage de cette poudre quand on
désire n'exercer qu'une astriction modérée
sur les voies digestives, la guimauve étant
dans ce cas le correctif du cachou, comme
dans la première la gomme arabique l'était
du quinquina.

13. Poudre *acide* et *tonique.*

Quinquina en poudre, ... un gros.
Crême de tartre en poudre, . . un gros.

Ce mélange est employé plutôt comme

poudre dentifrice, que comme médicament intérieur. C'est un des meilleurs dont on puisse faire usage; car elle jouit de la double propriété d'enlever le tartre et de raffermir les gencives.

14. Poudre *diurétique*.

Scille en poudre, ... un gros.
Crême de tartre en poudre, . . un gros.
Cannelle en poudre, ... douze grains.

Mêlez et divisez en douze paquets.

Ce mélange, qui jouit de quelques proprié-tés diurétiques, doit être donné à la dose de trois ou quatre paquets par jour.

15. *Autre*.

Sel de nitre, ... un gros.
Poudre de réglisse, ... un gros.

Pour douze paquets de douze grains cha-que.

Même propriété et même mode d'admi-nistration que la précédente.

16. Poudre *purgative*.

Racine de jalap en pou-
dre, ...
Racine de rhubarbe en
poudre, ...
} de chaque un demi-gros.

Mêlez et faites trois paquets à prendre le matin à jeun, à une demi-heure d'intervalle, et quand on sent que le purgatif commence à faire son effet, on prend alors quelques tasses de bouillon de veau ou de poulet pour aider le travail de la purgation.

17. *Autre*.

Poudre de séné, ...
Poudre de scammonée
d'Alep, ...
} de chaque un demi-gros.

Mêlez et faites trois paquets que l'on prendra de la même manière et dans le même but que la précédente.

18. Poudre *purgative* et *excitante*.

Poudre de rhubarbe, ... un demi-gros.
Poudre de sémentine, . . . dix-huit grains.

Pour deux paquets à prendre à jeun, à une heure d'intervalle.

19. *Autre.*

Feuilles de séné en poudre, .   un demi-gros.
Gingembre en poudre, . . .   dix à douze grains.

Ces deux purgatifs sont employés toutes les fois qu'une débilité générale se joint à un besoin d'être purgé.

20. Poudre *purgative* et *émolliente.*

Racine de guimauve en poudre, ... } de chaque un demi-gros.
Jalap en poudre, . . .

A prendre en deux fois; le matin à jeun, à une demi-heure d'intervalle.

21. *Autre.*

Gomme arabique en poudre, ... } de chaque un demi-gros.
Scammonée en poudre,

Même mode d'administration que la précédente.

Ces deux poudres sont bonnes lorsqu'il est convenable d'évacuer les intestins et qu'il importe cependant de les irriter le moins possible.

22. Poudre *purgative acidule.*

Rhubarbe en poudre, .
Crême de tartre en pou-
dre, ... } de chaque un demi-gros.

Mêlez et faites deux doses, que l'on fera prendre le matin à jeun, à une demi-heure d'intervalle.

23. *Autre.*

Feuilles de séné en pou-
dre, ...
Crême de tartre en pou-
dre, ... } de chaque un demi-gros.

Mêlez et faites deux paquets, que l'on administre comme dans le cas précédent.

Ces deux poudres conviennent dans les embarras gastriques accompagnés de flatuosités.

24. Poudre *émétique*.

Ipécacuanha en poudre,
Sucre blanc en poudre, } de chaque un demi-gros.

Mêlez et divisez en deux doses, que l'on prendra à une demi-heure d'intervalle l'une de l'autre, et délayée dans quelques cuillerées à bouche d'eau sucrée. Quand on commencera à sentir quelques nausées, on prendra de l'eau tiède pour favoriser le vomissement.

25. *Autre*.

Ipécacuanha en poudre,
Sucre blanc en poudre, } de chaque vingt grains.

Mêlez et divisez en dix paquets, dont on prendra deux ou trois fois par jour. A cette dose l'ipécacuanha ne provoque pas de vomissement, mais il excite les organes pulmonaires et convient dans les toux humides, avec difficultés d'expectorer. On le donne souvent aux vieillards affectés de catarrhes chroniques accompagnés de suffocations.

26. Poudre *antispasmodique*.

Racine de valériane pulvérisée,   trente grains.
Camphre en poudre, ...   six grains.

Mêlez et divisez en douze paquets, de trois grains chaque.

Cette poudre est employée contre l'hystérie, l'épilepsie, la danse de St.-Guy, etc. La dose est de trois ou quatre paquets dans le courant de la journée; on peut, sans inconvénient, en porter la dose jusqu'à huit, en augmentant progressivement.

27. Poudre *sédative*, ou *contre la coqueluche*.

Poudre de racine de belladone,   douze grains.
Sucre en poudre, ...   un demi-gros.

Mêlez et partagez en quarante-huit paquets, dont chacun contiendra un quart de grain de belladone.

On l'emploie contre la coqueluche; la dose

est de deux à six prises par jour, suivant l'âge des enfans.

28. Poudre *anthelmintique.*

Coralline de Corse en poudre, . . . } trois gros.
Semen contrà en poudre, ... }
Mercure doux, ... un demi-gros.

Mêlez et partagez en trente-six paquets, dont chacun contiendra six grains de coral-line et de semen-contrà, et un grain de mercure doux ou calomel.

La dose est de deux à quatre paquets, suivant l'âge des enfans.

29. Poudre *sternutatoire.*

Feuilles de bétoine en poudre, ... }
Fleurs de muguet en poudre, ... } de chaque un gros.
Feuilles d'asarum en poudre, . . . un demi-gros.

Mélangez exactement et prenez par prises comme du tabac ordinaire.

3o. Poudre *absorbante*.

Magnésie pure, . . . }
Sucre en poudre, . . } de chaque un gros.

Mêlez bien exactement, partagez en deux prises que l'on prendra à une heure d'intervalle.

Cette poudre convient dans les embarras gastriques accompagnés de rapports acides et d'aigreurs.

3i. Poudre *dessiccative*.

Poudre de lycopode.

Elle est souvent employée comme dessiccative, contre les excoriations de la *peau des enfans* nouveaux-nés.

DES TEINTURES.

On entend par teintures, le produit de l'action de l'alcool ou de l'éther sur une ou plusieurs substances, soit minérales, animales, ou végétales. On distingue les teintures en deux classes : les *teintures simples* et les teintures composées.

MODE DE PRÉPARATION DES TEINTURES SIMPLES.

Coupez par petits morceaux et brisez dans un mortier une livre de racine, d'écorce, de bois ou de feuilles; introduisez-les ensuite dans un matras à long col, avec six fois autant d'alcool à vingt-deux degrés; bouchez hermétiquement et laissez macérer pendant six, douze, quinze ou vingt jours, en ayant

soin de remuer de temps en temps. Cela fait,
on décante la teinture sur un filtre de papier Joseph, et on la conserve dans des bouteilles que l'on tient exactement bouchées.

1. Teinture *camphrée,* ou *eau-de-vie camphrée.* Faites dissoudre un gros de camphre par livre d'alcool à vingt-deux degrés.

Cette teinture est très-fréquemment employée en chirurgie pour appliquer sur les contusions qui ne sont pas accompagnées de solutions de continuité, et pour imbiber les pièces d'appareil dans les pansemens des fractures. On en fait aussi usage pour panser les escarres qui se développent sur le sacrum des personnes attaquées de fièvres de mauvais caractère : dans ce dernier cas, on y joint le quinquina en poudre.

2. Teinture *de gentiane.* Faites macérer pendant six à huit jours deux onces de racine de gentiane concassée dans une livre d'al-

cool à vingt-deux degrés, filtrez, et conservez pour l'usage.

Cette teinture, qui sert à composer le vin de gentiane, se donne aussi en potions à la dose de cinq, dix ou vingt gouttes.

Elle est employée dans le traitement des maladies scrofuleuses.

3. Teinture *d'aloès*. Faites macérer pendant six jours deux onces d'aloès succotrin concassé avec huit onces d'alcool à vingt-deux degrés, filtrez, et conservez pour l'usage.

Cette teinture est purgative et entre dans la composition des potions purgatives, etc.

Les teintures composées diffèrent des teintures simples en ce qu'il entre dans leur composition plusieurs substances, telles que racines, feuilles, fleurs, semences, etc.

Il est nécessaire de bien connaître chacune des substances qui servent à les composer, pour ne les soumettre à la macération que le temps convenable. Ainsi, dans la teinture *de cannelle composée*, on soumettra d'abord la racine d'angélique et l'écorce de cannelle à l'action de l'alcool, et ce n'est que quelques jours après qu'il faut y ajouter le macis et les girofles concassés.

4. Teinture *de cannelle composée*.

Cannelle concassée, ... deux onces.
Racine d'angélique, ... une demi-once.
Girofles concassés, . ⎫
Macis, ... ⎭ de chaque un demi-gros.
Alcool à vingt-deux degrés, . . deux livres.

5. Teinture *de quinquina*. Faites macérer trois onces de quinquina concassé avec une demi-once d'écorces d'orangès dans une livre d'alcool à vingt-deux degrés.

6. Teinture *anti-scorbutique*. Faites macérer pendant sept à huit jours une demi-livre de feuilles fraîches de cochléaria et une once de

racine de raifort sauvage dans une pinte d'alcool à vingt degrés, et décantez sur un filtre
de papier Joseph.

Cette teinture entre dans la composition
du vin anti-scorbutique quand on n'a pas le
temps de le faire par macération; dans ce cas
on met une once de teinture alcoolique pour
une livre de vin blanc.

7. Teinture *contre le scrofule*. Faites macérer pendant quatre jours une once de racine de gentiane concassée dans deux livres
d'alcool à vingt degrés, filtrez, et ajoutez-y
deux gros de carbonate d'ammoniaque.

La dose est d'un gros à quatre dans une
tisane appropriée.

8. Teinture *fébrifuge*. Faites macérer pendant douze ou quinze jours dans une pinte
d'alcool à vingt degrés deux onces de quinquina concassé, une once d'écorces d'oran-
ges amères, deux ou trois gros de serpentaire

de Virginie, et dix grains de safran; passez
et filtrez.

Cette teinture est tonique et fébrifuge; on
la donne à la dose d'un gros à une demi-once
dans une boisson appropriée.

9. Teinture *purgative*. Faites macérer pendant huit jours dans deux livres d'alcool
quatre onces de racine de jalap concassée et
une once de racine de scammonée; passez et
filtrez la liqueur.

Il est bon d'observer que l'on n'emploie
pas toujours des substance sèches dans la
préparation des teintures, et qu'on est obligé
quelquefois de faire usage de plantes vertes
ou récentes, celles, par exemple, qui ne souf-
frent pas de dessiccation, telles que le raifort
et tous les crucifères; il est alors nécessaire
de prévoir l'affaiblissement que doit certai-
nement éprouver l'alcool par l'eau de végétation de ces plantes, en augmentant le de-

gré de force du véhicule et le portant à vingt-
trois ou vingt-quatre degrés.

Cette exception n'est applicable qu'aux
végétaux qu'on est obligé d'employer encore
verts ; car l'expérience prouve que les plantes
sèches en général donnent toujours des teintures plus actives et plus faciles à conserver.

DES VINS MÉDICINAUX.

Les vins médicinaux sont des médicamens
très-importans que l'on prépare en faisant
macérer dans le vin des substances végétales, animales ou minérales ; cet excipient leur
enlève quelques-unes de leurs propriétés, qui,
jointes aux vertus propres du vin, en font
des composés pharmaceutiques souvent employés en médecine.

On fait aussi des vins médicinaux par le
procédé dû au célèbre Parmentier, qui con-

siste à verser dans du vin une quantité déterminée de teinture alcoolique; c'est ainsi, par exemple, que le *vin de gentiane* peut se préparer en mettant cinq ou six gros de teinture de gentiane par livre de vin; que le *vin de quinquina* se fera en mêlant une once de teinture de quinquina dans une livre de bon vin rouge, et que le *vin anti-scorbutique* s'obtiendra par le mélange d'une once de teinture anti-scorbutique et d'une livre de vin blanc.

Il n'est pas indifférent d'employer des vins rouges ou blancs; les premiers, qui sont généralement plus toniques, conviendront pour les vins toniques, amers, cordiaux, etc.; tandis que les blancs, qui sont plus légers et naturellement diurétiques, seront choisis de préférence toutes les fois qu'on voudra préparer des vins diurétiques, scillitiques ou anti-scorbutiques.

Enfin les vins liquoreux, tels que ceux de Madère, de Lunel, de Frontignan, d'Alicante et de Malaga, sont employés de préférence pour la fabrication des vins composés, tels que le vin d'opium, les gouttes de Rousseau et le laudanum de Sydenham.

1. Vin *d'absinthe*. Faites macérer trois ou quatre onces de sommités d'absinthe dans une livre de vin blanc pendant trois ou quatre jours ; passez avec expression, et filtrez.

On le prépare aussi en mêlant une once de teinture d'absinthe à une livre de vin blanc.

Le vin d'absinthe, à la dose d'une cuillerée ou deux, porte son action sur l'estomac et réveille ou ranime les forces digestives de cet organe ; mais il ne faut pas le donner à une dose plus élevée, si l'on veut qu'il borne son action à l'appareil gastrique. Quelques personnes pensent que l'absinthe renferme un principe qui se porte vers le cerveau et qui serait capable d'y déterminer des verti-ges ou au moins une pesanteur de tête ac-compagnée de désordres passagers dans les idées.

Le vin d'absinthe est un excellent vermi-fuge que l'on pourra employer toutes les fois que l'état des voies digestives ne s'y oppo-sera pas.

2. Vin *scillitique*. Faites infuser une once d'écailles de scille sèches et concassées dans une livre de vin d'Espagne pendant cinq ou six jours; passez; et filtrez.

Le vin scillitique est employé comme diu-rétique. On le donne à la dose d'une cuille-rée ou deux. Il convient parfaitement dans le traitement des infiltrations cellulaires, dans les bouffissures et les diverses hydropisies.

3. Vin *anti-scorbutique*. Faites macérer une livre d'espèces anti-scorbutiques dans

trois ou quatre livres de vin blanc pendant sept ou huit jours, et passez.

Ce vin fait partie du traitement dirigé contre toutes les affections scorbutiques. La dose est de deux ou trois cuillerées à bouche par jour.

4. Vin *chalybe* ou vin *martial*. Faites digérer une once de limaille de fer non rouillé, pendant huit jours environ, dans une pinte de vin blanc; ensuite on filtre la liqueur, et on la conserve dans des bouteilles bien bouchées.

Ce vin est un puissant emménagogue. On l'administre à la dose de deux, quatre ou six onces par jour, que l'on fait prendre aux malades en plusieurs fois.

On a fréquemment l'occasion de remarquer que ce vin favorise les digestions, soit qu'on le prenne avant de manger, avec les alimens, ou immédiatement après le repas.

L'usage de ce vin est aussi recommandé dans les hémorragies passives.

Par la même raison que ce vin est nuisible aux femmes enceintes, il convient à celles qui ont, pour cause de faiblesse, une suppression de menstrues, ou qui ont un tempérament faible et une constitution lymphatique.

5. Vin *de quinquina composé.* Mettez dans un matras à long col quatre onces de poudre de quinquina, deux gros d'écorce de quassia amara, et deux gros d'écorce d'orange amère bien sèche; versez dessus une demi-livre de bonne eau-de-vie; laissez macérer pendant deux jours, en ayant bien soin d'agiter de temps en temps; ajoutez alors trois livres d'un vin généreux, et filtrez la liqueur après l'avoir laissée macérer pendant quatre ou cinq jours.

Le vin, dans ce composé, joint à la force

tonique des principes qui le constituent la force stimulante qui lui est propre. Comme les effets qui suivent l'administration de cet agent thérapeutique dépendent de cette double source, on devra mettre un soin extrême dans le choix du vin que l'on emploie pour cette préparation. Il doit être très-alcoolique et très-stimulant; ces deux qualités réunies entrent pour beaucoup dans les propriétés dont jouit ce médicament.

A petites doses, une cuillerée à bouche, par exemple, il ouvre l'appétit; il facilite la digestion, qu'il rend plus parfaite et plus régulière. A une dose plus élevée, il exerce une action manifeste sur la circulation et donne plus de force au pouls. Il est éminemment tonique, et doit être employé toutes les fois qu'on voudra relever les forces languissantes à la suite des fièvres de mauvais caractère; il est stomachique, fébrifuge, anti-septique et anti-scorbutique.

6. Vin *d'opium composé* ou *laudanum liquide de Sydenham*. Mettez dans un matras une once d'opium, une demi-once de safran, un demi-gros de cannelle et autant de girofle, et versez dessus une demi-livre de vin de Malaga; faites macérer pendant quinze ou vingt jours, en ayant bien soin de remuer souvent le liquide; passez avec expression, et filtrez.

Seize gouttes de ce vin d'opium représentent à peu près un grain d'opium.

Il est employé dans la composition des préparations calmantes et narcotiques, et quelquefois pour faire des frictions en le mêlant à deux ou trois fois son poids d'huile d'amandes douces.

7. *Autre,* vulgairement appelé *laudanum de Rousseau*. Mettez dans un matras une livre de miel fondu dans deux livres et de-

mie d'eau chaude ; ajoutez-y cinq onces d'o-
pium, que vous aurez fait préalablement dissoudre dans une livre d'eau, et laissez le tout
fermenter pendant un mois ; puis passez, et
filtrez la liqueur, que vous laisserez évaporer à l'air libre jusqu'à réduction de moitié.

Cette composition a beaucoup d'énergie :
sept à huit gouttes de cette liqueur représentent un grain d'opium.

Le laudanum de Rousseau est employé
dans les mêmes circonstances que le laudanum de Sydenham ; mais il est important de
bien se rappeler qu'il a une fois plus d'action
que ce dernier, puisqu'il ne faut que huit
gouttes de laudanum de Rousseau pour représenter un grain d'opium, tandis qu'il faut
seize gouttes de laudanum de Sydenham.

8. Vin *anti-scorbutique composé*. Mettez
dans un vase deux litres de vin blanc ; racine
de raifort sauvage ; feuilles de cochléaria, de

cresson de fontaine, de trèfle d'eau ; graine de moutarde, de chaque une once ; laissez macérer le tout pendant deux ou trois jours ; passez avec expression ; ajoutez une demi-once de sel ammoniac ; filtrez, et ajoutez une demi-once d'alcool de cochléaria.

BIÈRES MÉDICINALES.

Elles ne diffèrent des vins que par le liquide employé comme excipient. Nous ne donnerons que deux exemples ; les autres se comprendront facilement.

1. Bière *de quinquina*. Faites macérer pendant trois ou quatre jours une demi-once de quinquina concassé par pinte de liquide ; remuez de temps en temps ; passez, et conservez dans des bouteilles bien bouchées.

2. Bière *anti-scorbutique* ou *de sapin com-*

posée, vulgairement appelée *bière sapinette.*
Mettez dans un vase une once de feuilles fraîches de cochléaria, deux onces de racine de
raifort sauvage, une once de bourgeons de
sapin secs; versez dessus deux pintes de bière
nouvelle, et laissez le tout macérer pendant
deux ou trois jours; décantez et filtrez.

Il est nécessaire de ne préparer de cette
bière qu'une petite quantité à la fois, attendu
qu'elle s'altère très-promptement.

DES VINAIGRES MÉDICINAUX.

Les vinaigres médicinaux se préparent à
peu près de la même manière que les vins,
c'est-à-dire par macération; on doit de préférence prendre des vinaigres blancs.

1. Vinaigre *rosat.* Ce vinaigre se prépare
en faisant macérer pendant quinze jours un

quarteron de roses sèches et mondées de leurs onglets dans deux pintes de bon vinaigre blanc.

On aura soin de tenir le vase bien bouché et de l'agiter de temps en temps ; ensuite on passera et on filtrera.

On prépare de la même manière la plupart des vinaigres simples, tels que celui de sureau, de sauge, de romarin, de lavande, etc.

La plus grande partie de ces vinaigres est plutôt employée pour la toilette que comme médicament ; cependant le vinaigre rosat entre souvent dans la composition du gargarisme astringent.

2. Vinaigre *scillitique*. Faites macérer ensemble pendant quinze jours, dans un vase soigneusement fermé, que vous aurez soin d'agiter souvent, une demi-livre de squammes de scille sèches avec deux pintes de vinaigre blanc et une once d'alcool à vingt-

deux degrés; passez, et filtrez au papier Joseph.

Il est apéritif et employé dans le traitement des hydropisies passives; il sert à la préparation de l'oximel scillitique.

3. Vinaigre *de framboises*. Faites macérer pendant quinze jours six ou huit livres de framboises bien saines et bien mondées de leurs pédoncules, dans deux pintes de bon vinaigre blanc; passez sans presser, et filtrez.

Ce vinaigre est très-agréable et très-rafraîchissant, il sert à préparer des boissons très-convenables dans les grandes chaleurs et dans le temps des moissons.

On peut préparer par un procédé semblable des vinaigres avec des autres fruits.

4. Vinaigre *anti-septique* ou *des quatre-voleurs*. Mettez dans un matras à long col sommités d'absinthe, de romarin, de sauge, de menthe, de rue, de fleurs de lavande, de

chaque deux onces; ajoutez-y cannelle, girofle, noix muscade, de chaque deux gros; versez-y quatre pintes de vinaigre le plus fort
possible, et laissez macérer pendant quinze
à vingt jours; puis passez avec expression,
filtrez, et ajoutez-y enfin camphre dissous
dans un peu d'alcool, et acide acétique, de
chaque une demi-once.

On doit tenir ce vinaigre dans des bouteilles bien bouchées.

Il est vanté comme désinfectant et comme
propre à préserver des maladies contagieuses.

DES SIROPS.

Les sirops sont des préparations officina-
les, de consistance comme oléagineuse, formées d'eau ou d'un liquide médicamenteux
et de sucre qui y est tenu en dissolution et
qui donne la consistance convenable.

Les sirops ne doivent être ni trop cuits ni
trop peu cuits; dans le premier cas, ils se
candisent; dans le second, ils sont susceptibles de fermenter et de se décomposer.

L'eau pure, comme nous l'avons dit plus
haut, peut servir à préparer un sirop qu'on
nomme *sirop simple*. Les liquides médicamenteux qui servent à leur préparation sont
très-nombreux; ce sont des infusions, des
décoctions, des eaux distillées, des sucs ex-
primés de plantes, des sucs fermentés de
fruits, des sucs émulsifs, le vin, le vinaigre,

et quelquefois plusieurs ensemble quand les sirops sont *composés.*

Nous allons donner le mode de préparation des sirops les plus communément employés en médecine.

1. Sirop *simple.* Mettez dans une bassine de cuivre rouge six livres de sucre bien blanc et deux livres d'eau; faites dissoudre à une douce chaleur; quand le sucre sera bien fondu, chauffez davantage, et versez par petite partie, et chaque fois que la liqueur se boursoufflera, de l'eau albumineuse que vous préparerez en battant un blanc d'œuf dans deux livres d'eau; enlevez l'écume à mesure qu'elle se forme, et versez de cette manière toute l'eau jusqu'à ce qu'il ne paraisse plus qu'un peu d'écume blanche à la surface; alors jetez une cuillerée d'eau pure dans la liqueur bouillante; passez à la chausse, et conservez pour l'usage.

On peut préparer ce sirop par petite portion, et chaque fois qu'on en aura besoin, en faisant fondre au bain-marie deux parties de sucre très-blanc dans une partie d'eau.

Ce sirop sert à édulcorer les boissons, potions, et généralement tout ce qui a besoin de l'être ; de plus, il sert de base ou de véhicule à tous les autres sirops.

2. Sirop *de gomme arabique*. Faites fondre une livre de gomme arabique bien blanche dans une livre d'eau, et ajoutez cette solution à quatre livres de sirop simple ; faites jeter un bouillon, écumez, et passez à la chausse.

3. Sirop *de guimauve*. Faites cuire dans une pinte d'eau quatre onces de racine de guimauve bien propre et coupée par tranches ; passez, et ajoutez à la décoction six livres de sucre, et faites cuire jusqu'à consistance sirupeuse.

4. *Sirop de capillaire.* Faites infuser quatre onces de feuilles de capillaire du Canada dans deux pintes d'eau bouillante; passez, et faites-y dissoudre quatre livres de sucre blanc; puis faites cuire jusqu'à consistance de sirop, que vous verserez tout bouillant sur deux ou trois onces de feuilles de capillaire; vous laisserez infuser pendant deux heures au bain-marie, et vous passerez.

5. Sirop *de choux rouge.* Coupez par petits morceaux deux ou trois livres de choux rouges; faites-les cuire doucement dans une pinte d'eau pendant une heure ou deux, et, quand le chou sera bien ramolli, passez, et ajoutez à la colature le double de son poids de sucre; écumez, et laissez cuire jusqu'à consistance convenable.

Ces sirops sont très-adoucissans et béchiques; on les emploie à édulcorer toutes les tisanes pectorales.

6. Sirop *de groseilles*. Faites fondre à une douce chaleur sucre et jus de groseilles filtré ou passé au tamis de soie serré, à parties égales, et laissez sur le feu jusqu'à consistance sirupeuse.

On prépare de même les sirops de suc de citron, de suc de limon, de vinaigre, de verjus et d'épine-vinette. On emploiera, à cause de l'acidité de ces sirops, des vases de verre, de faïence ou de porcelaine.

Ces sirops acides ou rafraîchissans sont employés comme boisson mélangés avec de l'eau, et pour édulcorer les tisanes rafraîchissantes.

7. Sirop *tartareux*. Faites dissoudre cinq ou six gros d'acide tartarique dans deux onces d'eau; mêlez à deux livres de sirop simple, et faites bouillir le tout légèrement pendant quelques minutes.

Mêmes vertus et usages que les précédens.

8. Sirop *de mûres*. Mêlez à parties égales jus de mûres rouges et sucre pur; tenez sur un feu doux jusqu'à parfait mélange; faites ensuite bouillir pendant quelques minutes, et passez à travers un tamis de soie serré.

9. Sirop *de coings*. Mêlez à parties égales jus de coings et sucre blanc; faites bouillir pendant quelques minutes, et passez à travers un tamis de soie.

10. Sirop *de roses pâles*. Mêlez suc clarifié de roses pâles et sucre blanc à parties égales; faites cuire à un feu doux jusqu'à consistance sirupeuse.

Ces trois sirops sont astringens; le premier, qui est le plus astringent, est très-souvent employé, mêlé avec un peu d'eau, pour composer un gargarisme propre à guérir les angines qui ne sont encore qu'à leur début.

Le second est propre à édulcorer les tisanes que l'on donne pour calmer les diarrhées chroniques ; on le fait quelquefois prendre pur par cuillerées à café.

11. Sirop *de violettes*. Faites infuser deux livres de pétales de violettes dans quatre livres d'eau bouillante pendant douze ou quinze heures, dans un vase bien bouché que l'on plongera dans un bain-marie pour que l'eau ne se refroidisse pas ; passez avec une légère expression ; laissez reposer pendant quelques heures, et décantez.

Cela fait, ajoutez-y le double en poids de sucre blanc, et faites un sirop en ne chauffant que modérément.

On prépare, par des procédés analogues à celui-ci, le sirop *d'œillets, de pas-d'âne* et *de roses rouges.*

Tous ces sirops sont légèrement astringens, et seront employés toutes les fois qu'on voudra ne produire qu'un effet peu marqué.

Le sirop de violettes est employé comme

réactif des alcalis qui jouissent de la propriété de le verdir.

Le sirop d'œillets entre dans la composition de beaucoup de liqueurs de table.

12. Sirop *d'absinthe*. Faites infuser à vaisseau clos trois onces de sommités d'absinthe sèche dans une pinte d'eau bouillante ; passez, et faites-y fondre le double en poids de sucre blanc, et laissez réduire jusqu'à consistance de sirop, et toujours à vase clos, précaution qu'il faut ne pas omettre pour tous les sirops aromatiques.

On prépare de même le sirop d'armoise.

Ces deux sirops, qui jouissent de quelques propriétés emménagogues, sont employés pour édulcorer les boissons que l'on administre dans les cas où ces remèdes sont indiqués.

13. Sirop *de lierre terrestre.* Versez une pinte d'eau bouillante sur une demi-livre de

feuilles de lierre terrestre fraîches, et laissez infuser pendant douze heures dans un vase elos et que l'on tiendra plongé dans un bain-marie; filtrez, et ajoutez à la liqueur deux fois autant de sucre, et faites un sirop à vase fermé.

14. Sirop *balsamique de Tolu*. Mettez dans une pinte d'eau une demi-livre de baume de Tolu concassé; laissez digérer pendant vingt-quatre heures au bain-marie dans un vase bien fermé que l'on agitera souvent; décantez, filtrez, et faites, en ajoutant deux fois autant de sucre que vous aurez de colature, un sirop à vase clos.

Ces sirops, qui sont aromatiques et béchiques, servent souvent à édulcorer les boissons que l'on fait prendre aux personnes attaquées de maladies de poitrine, surtout vers la fin ou quand elles sont chroniques.

15. Sirop *de pavots blancs*. Faites macérer

pendant vingt-quatre heures, dans deux pintes d'eau bouillante, une livre de capsules de pavots blancs, sèches, privées de leurs semences et pilées avec soin ; cela fait, filtrez, et, après avoir fait réduire la colature de moitié sur un bain de sable, ajoutez-y autant de sucre bien blanc, et faites réduire jusqu'à consistance sirupeuse.

16. Sirop *d'opium*. Faites fondre trois gros d'extrait d'opium dans deux onces d'eau, et incorporez avec soin à neuf livres de sirop simple.

Ce sirop contient deux grains d'opium par once.

Il est employé comme le précédent pour composer les juleps ou potions narcotiques ; on le donne à la dose d'une demi-once ou une once dans une potion de quatre onces à prendre par cuillerées à bouche de deux en deux heures.

15.

17. Sirop *de quinquina.* Faites macérer pendant quarante-huit heures, en remuant souvent, quatre onces de quinquina gris concassé dans deux livres d'eau ; faites évaporer jusqu'à réduction d'un tiers, passez et ajoutez une livre de sucre, et réduisez jusqu'à consistance de sirop.

Ce sirop, très-tonique, entre dans la composition des potions destinées à rétablir les forces digestives et dans toutes celles qu'on donne dans le traitement des fièvres intermittentes ; il est très-actif, et ne doit être donné qu'à la dose d'une once pour une potion de quatre onces, que l'on prendra en plusieurs fois à une heure au moins d'intervalle.

18. Sirop *d'orgeat.* Pilez ensemble dans un mortier de marbre une livre d'amandes douces et un quarteron d'amandes amères dépouillées de leurs enveloppes ; ajoutez-y petit à petit la quantité d'eau nécessaire pour faire une pâte épaisse ; délayez cette masse dans deux pintes d'eau, passez dans un tamis de soie serré, ou mieux encore dans un blanchet, et ajoutez à l'émulsion obtenue moitié de son poids de sucre bien blanc, et faites bouillir, pendant un quart d'heure seulement, dans un vase d'argent, de faïence ou de porcelaine ; alors retirez du feu et ajoutez, si vous le jugez convenable, deux onces d'eau de fleurs d'oranger ou de toute autre eau distillée.

Ce sirop, très-agréable, est employé pour préparer des boissons rafraîchissantes et légèrement calmantes, surtout chez les enfans.

19. Sirop *de nerprun*. Mêlez suc de baies de nerprun et sucre commun à parties égales, et faites cuire à un feu doux jusqu'à consistance sirupeuse.

Ce sirop est très-purgatif, et fait partie de

la plupart des potions purgatives. On peut le donner seul à la dose d'une demi-once à une once.

20. Sirop *de fleurs de pêcher*. Faites infuser au bain-marie une livre de fleurs de pêcher dans une pinte d'eau pendant douze heures dans un vase fermé avec soin, passez avec expression, ajoutez autant de sucre que vous aurez d'infusion, et faites réduire à un feu doux, et toujours à vaisseau clos, jusqu'à ce que le liquide ait acquis la consistance sirupeuse.

Un peu moins actif que le sirop de nerprun, le sirop de fleurs de pêcher est plus particulièrement employé pour purger les enfans et les personnes délicates. On le donne à la dose d'une demi-once à une once, seul ou mélangé à deux cuillerées à bouche de lait.

21. Sirop *de rhubarbe*. Faites macérer deux gros de rhubarbe de Chine dans une

livre d'eau pendant vingt-quatre heures, passez avec expression, ajoutez autant de sucre commun que vous avez de colature, et faites réduire jusqu'à consistance de sirop.

Ce sirop, qui est légèrement purgatif à la dose de deux onces, est tonique si on le prend à la dose d'un gros, et convient parfaitement pour réveiller les forces digestives à la suite des maladies longues et qui ont nécessité une diète sévère ; il convient aussi aux enfans et les débarrasse parfaitement des vers lombrics : la dose, dans ce cas, est d'une cuillerée à bouche tous les matins. On pourra, pour en faciliter l'administration, le donner dans du lait, ou mieux encore dans une tasse à café d'une infusion légère de follicules de séné.

Si on voulait en faire usage pour des enfans à la mamelle, on le ferait prendre tous les jours à la nourrice à la dose d'une cuillerée à bouche; et son lait ne tarderait pas à acquérir des propriétés suffisamment purgatives pour agir d'une manière sûre et sans le moindre inconvénient sur son nourrisson.

Ce procédé pour purger les enfans est beaucoup plus simple que tous les autres et d'une exécution plus facile.

22. Sirop *d'ipécacuanha*. Faites macérer pendant vingt-quatre heures une demi-livre de racine d'ipécacuanha dans deux pintes d'eau; mettez sur le feu; laissez réduire d'un quart environ; décantez, et filtrez. Cela fait, ajoutez le double en poids de sucre, et faites réduire de nouveau jusqu'à consistance sirupeuse.

Ce sirop, qui contient à peu près quinze grains d'ipécacuanha par once, entre dans la composition des potions purgatives, et se donne aussi pur et par cuillerées à café aux jeunes enfans qui sont menacés du croup; il détermine des vomissemens qui font rendre en même temps les mucosités qui embarrassent les voies aériennes.

23. Sirop *de cochléaria.* Ajoutez à une livre de suc de cochléaria deux livres de sucre blanc, et faites un sirop au bain-marie dans un vase fermé.

Le sirop de cresson se prépare de la même manière.

Ces deux sirops sont anti-scorbutiques et entrent dans la composition de potions que l'on fait prendre aux personnes attaquées du scorbut. On les donne quelquefois purs ; la dose est d'une demi-once à une once.

24. Sirop *d'éther.* Introduisez dans un flacon à deux tubulures, dont l'une est située à la partie supérieure en forme de gouleau, et l'autre sur le côté et à la partie inférieure comme un robinet de fontaine, une livre de sirop simple, et versez dessus une demi-once

d'éther sulfurique; remuez le mélange plusieurs fois par jour, et, après cinq à six jours, laissez-le reposer; bientôt l'écume gagnera la partie supérieure du vase, et il vous sera facile de le soutirer au moyen du tube situé à la partie inférieure.

Ce sirop est employé comme anti-spasmodique : une cuillerée à café dans un verre d'eau sucrée forme une potion très-agréable et très-facile à préparer.

On le donne quelquefois par cuillerée à café pour calmer les douleurs nerveuses de l'estomac connues sous le nom de crampes, ou pour les migraines.

Nous allons donner, pour terminer ce chapitre, les moyens de préparer les sirops avec les nouveaux alcalis.

25. Sirop *de gentianin.*

Sirop de sucre n° 1ᵉʳ, ... une livre.
Gentianin, ... seize grains.

Mêlez, et conservez pour l'usage.

Ce sirop est amer et tonique, et convient dans le traitement des maladies scrofuleuses.

26. Sirop *de lupuline.*

Sirop de sucre n° 1ᵉʳ, ... une livre.
Teinture de lupuline, ... deux onces.

Mêlez, et employez comme le précédent.

27. Sirop *de morphine.*

Sirop simple parfaitement clarifié, une livre.
Acétate de morphine, ... quatre grains.

Mêlez, et conservez pour l'usage.

Ce sirop, qui contient un quart de grain de morphine par once de sirop, est employé à former des potions narcotiques; la dose est d'une once pour une potion de quatre onces à prendre par cuillerées à bouche, de deux heures en deux heures.

On peut le faire prendre pur par cuillerée à café de quatre heures en quatre heures. Chaque cuillerée à café peut représenter un seizième de grain de morphine environ.

28. Sirop *de quinine.*

> Sirop simple, . . . une livre.
> Sulfate de quinine, soixante-quatre grains.

Ce sirop est employé pour couper les fièvres intermittentes. Chaque once contient quatre grains de sulfate de quinine. On peut le donner sans inconvénient à la dose de deux cuillerées à bouche immédiatement après chaque accès; on préfère cependant donner le sulfate de quinine en poudre dans des confitures, ou, mieux encore, en pilules, à cause de son amertume insupportable pour la plupart des malades.

29. Sirop *cyanique.*

> Sirop de sucre parfaitement clarifié, une livre.
> Acide hydro-cyanique médicinal, . . . un gros.

Ce sirop est très-vanté pour guérir les toux convulsives et les phthisies pulmonaires; on le donne à la dose d'une once dans une potion de quatre onces à prendre par cuillerées à bouche, de deux heures en deux heures.

L'acide hydro-cyanique étant un des poisons les plus subtils que l'on connaisse, on ne saurait apporter trop de précaution, tant dans la préparation de ce sirop que dans la manière de l'administrer.

GELÉES.

On donne le nom de gelées à des matières consistantes, molles, tremblantes, transparentes, que l'on obtient en traitant convenablement les substances animales ou végétales : de la là distinction en *gelées animales* et *gelées végétales*.

Les gelées animales ne sont autre chose que la dissolution concentrée de gélatine que que l'on a laissée refroidir.

Les gelées de viandes sont autant d'exemples de gelées animales.

1. Gelée *de corne de cerf*. Faites cuire une demi-livre de corne de cerf râpée dans deux livres d'eau; passez avec expression, et ajoutez quatre onces de sucre blanc; clarifiez avec un blanc d'œuf, et laissez évaporer jusqu'à consistance de gelée, ce dont il sera facile de s'apercevoir si quelques gouttes jetées sur un marbre se prennent en gelée.

C'est alors que l'on peut y ajouter les eaux distillées propres à l'aromatiser.

On prépare de la même manière toutes les gelées animales.

GELÉES VÉGÉTALES.

2. Gelée *de coings*. Faites bouillir quatre

livres de pulpe de coings dans deux pintes d'eau pendant une demi-heure ; passez avec expression, et ajoutez-y deux livres de sucre blanc ; clarifiez avec un blanc d'œuf, et laissez réduire jusqu'à consistance de gelée.

On prépare de la même manière la gelée de pommes et de tous fruits semblables.

La gelée de coings est employée comme astringente. On en fait prendre par cuillerées à café aux personnes, et particulièrement aux enfans qui ont la diarrhée.

3. Gelée *de mousse de Corse,* ou *vermifuge.* Faites bouillir quatre onces de mousse de Corse dans deux pintes d'eau jusqu'à réduction d'un quart ; passez avec expression, et ajoutez sucre blanc deux livres et deux verres de bon vin blanc ; clarifiez avec une dissolution de colle de poisson, et laissez sur le feu jusqu'à ce que le liquide ait atteint la consistance convenable.

16.

Cette gelée est employée avec succès pour combattre les affections vermineuses des enfans.

On la donne par cuillerées à café matin et soir.

4. Gelée *de lichen d'Islande*, ou *pectorale*. Faites bouillir quatre onces de lichen dans une pinte d'eau pendant un quart d'heure, et jetez cette eau, qui a enlevé au lichen son principe amer et son goût de poussière.

Soumettez le lichen à une nouvelle ébullition pendant une heure dans la même quantité d'eau; passez avec expression; ajoutez une demi-livre de sucre blanc, et quand le sucre sera entièrement fondu, clarifiez avec une dissolution de colle de poisson ou de blancs d'œufs, et laissez réduire jusqu'à consistance de gelée.

On peut aromatiser cette gelée soit avec deux onces d'eau de fleurs d'oranger, soit avec une autre eau distillée quelconque, suivant le goût de la personne qui doit en faire usage.

Cette gelée est très-béchique. On en fait un fréquent usage dans le traitement des maladies de poitrine, et particulièrement dans le traitement de la phthisie pulmonaire.

On la donne par cuillerées à café.

DES PATES.

LES pâtes sont des médicamens très-agréables dont la gomme et le sucre font la base. Elles sont d'une consistance moyenne, presque solide, d'une saveur douce et d'une odeur qui varie suivant les substances qui les composent et les eaux avec lesquelles on les aromatise. Elles sont susceptibles de se conserver fort long-temps.

Les plus fréquemment employées sont la pâte dite de guimauve et la pâte de jujubes.

1. Pâte *de guimauve*. Cette pâte se compose de la manière suivante.

On fait fondre une demi-livre de gomme arabique bien blanche, bien propre et bien mondée, dans la plus petite quantité d'eau possible.

D'une autre part, on fait un sirop avec une demi-livre de sucre et autant d'eau; quand le sirop est presque cuit, on y ajoute la gomme fondue, on fait cuire jusqu'à consistance sirupeuse, et alors on y jette des blancs d'œufs battus de manière à ne plus former qu'une mousse qui adhère au vase; on remue sans discontinuer jusqu'à ce que le mélange soit bien fait et que la pâte soit parfaitement blanche; on reconnaît que la pâte est bien faite quand en la touchant avec le dos de la main elle ne s'y attache point;

alors on la verse sur un marbre sur lequel on a étendu de l'amidon en poudre pour empêcher la pâte de s'attacher, et qu'on puisse plus facilement l'aplatir au moyen d'un rouleau. Quand la masse est aplatie et ne forme plus qu'une couche d'un demi-pouce d'épaisseur, alors on la coupe par morceaux, que l'on conserve dans des boîtes avec de l'amidon en poudre pour qu'elle se dessèche moins promptement.

Autrefois on employait la décoction de guimauve au lieu d'eau pour faire fondre la gomme, ce qui lui avait fait donner le nom de *pâte de guimauve.* Mais on a entièrement abandonné ce procédé, par la raison que la guimauve, non-seulement n'ajoute rien aux propriétés pectorales de cette pâte, mais encore qu'elle ne fait qu'en faciliter l'altération.

2. Pâte *de jujubes.* Elle se fait avec une forte décoction de jujubes dans laquelle on

fait fondre de la gomme arabique et du sucre; on fait cuire jusqu'à consistance sirupeuse, et l'on verse ensuite dans des moules
de fer-blanc que l'on met à l'étuve. Quand
les masses se détachent facilement des moules, c'est un signe certain que la pâte est
bonne à employer. On peut l'aromatiser,
ainsi que la précédente, avec une eau distillée quelconque, que l'on devra mêler aux
œufs, si c'est la pâte de guimauve, et à la
décoction de jujubes, si c'est la pâte de ce
nom.

On peut, comme on le fait pour la pâte de
guimauve que l'on prépare sans guimauve,
faire la *pâte de jujubes* sans décoction de jujubes, et, dans ce cas, la pâte de jujubes est,
aux blancs d'œufs près, la même composition que la pâte de guimauve. L'expérience
a prouvé que ces deux pâtes, faites avec la
gomme seulement, se conservaient beaucoup

plus long-temps et étaient exemptes de fermentation; ce qui arrivait toujours quand on employait la guimauve et les jujubes.

3. Pâte *de lichen*. On fait une forte décoction de lichen que l'on mêle à une solution de gomme arabique; on ajoute autant de sucre que l'on a de mélange, et l'on fait un sirop qu'on laisse cuire jusqu'à consistance convenable pour être coulé dans des moules, comme on a fait de la pâte de jujubes, et l'on passe de même à l'étuve.

On peut aromatiser cette pâte avec de l'eau de fleurs d'oranger ou de rose; on y ajoute quelquefois un grain d'opium par livre de pâte; mais c'est toujours vers la fin de l'opération que l'on doit incorporer l'eau distillée ou l'opium.

On fait, par des procédés tout-à-fait semblables, des pâtes de réglisse, de dattes, etc.

Toutes ces pâtes sont pectorales et employées dans le traitement des catarrhes de poitrine; elles calment la toux, facilitent l'expectoration, et soutiennent un peu les malades.

DES CONSERVES.

On donne le nom de conserves à des médicamens dans lesquels on fait entrer des parties entières de végétaux et auxquels on donne la consistance demi-liquide par l'addition du sucre ou du sirop.

Les conserves se préparent avec des racines, des tiges, des feuilles, des fleurs et des fruits.

Lorsque les racines ou les tiges sont trop dures, on les fait macérer dans l'eau pour les ramollir; si elles sont sèches, on les réduit en poudre et on y mêle du sirop.

Il en est de même des fruits, des fleurs et des feuilles; si elles sont nouvelles, on en fait des conserves au moyen de sucre en poudre; et si elles sont sèches, on les réduit en poudre et on en fait des conserves en les incorporant à du sirop.

Les conserves doivent être renouvelées très-souvent, car elles perdent en vieillissant le peu de propriétés qu'elles ont.

Nous allons donner un exemple de chaque espèce de conserve.

1. Conserve *de racines d'aunée.*

Faites bouillir une livre de racines d'aunée dans une pinte d'eau jusqu'à ce que les racines soient réduites en pulpe; laissez égoutter sur un tamis de soie, et faites, avec l'eau qui passera et quantité convenable de sucre, un sirop dans lequel vous mettrez la pulpe qui sera restée sur le tamis.

On peut, au lieu du sirop que l'on fait avec

la décoction, se servir de sucre en poudre que l'on mélangera avec la pulpe restée sur le tamis.

La conserve de racine d'aunée est amère et employée comme stomachique ; on la donne par cuillerées à café pour relever les forces digestives et faciliter les digestions qui sont laborieuses et accompagnées de pesanteurs dans la région épigastrique.

2. Conserve *de tiges d'angélique.*

Choisissez des tiges d'angélique bien tendres ; enlevez-leur l'épiderme, et coupez-les par cylindres de cinq à six pouces de long, et faites-les blanchir à grande eau pour leur enlever une partie de leur saveur, qui, si elle restait, leur donnerait de l'âcreté ; retirez-les, et laissez-les égoutter sur un tamis de soie.

Pendant ce temps, faites un sirop de sucre, pur et cuit à la plume ; plongez-y les tiges,

que vous y laisserez pendant un quart d'heure
environ ; après quoi, vous les enlèverez avec
une écumoire ; vous les placerez sur des petites claies de bois, et vous les passerez à
l'étuve jusqu'à ce qu'elles deviennent cas-
santes.

Ainsi préparées, les tiges d'angélique sont
très-agréables à manger ; elles sont stoma-
chiques, diurétiques et emménagogues.

3. Conserve *de roses rouges.*

Pilez ensemble dans un mortier de marbre
une partie de pétales de roses rouges privés
de leurs onglets, avec deux parties de sucre
en poudre. Quand la pâte sera bien homo-
gène, ajoutez-y partie égale de sirop de sucre,
et la conserve sera faite.

Cette conserve est assez agréable ; elle est
stomachique et légèrement astringente ; on la
prend par cuillerées à café matin et soir pour
calmer les diarrhées chroniques ou diminuer

les fleurs blanches et les écoulemens blennorrhagiques devenus chroniques.

4. Conserve *de cynorrhodon.*

Elle se prépare avec le fruit du *cynorrhodon* ou *églantier,* vulgairement appelé *gratte-
cul.*

On commence par vider ces fruits des parties soyeuses et des graines ou pépins qu'ils
renferment; on les concasse et on les fait
macérer dans du vin blanc; quand par cette
macération le fruit est bien ramolli, on l'é-
crase dans un mortier de marbre, et on le
passe deux fois à travers un tamis de soie
bien serré, et on délaie cette pulpe dans une
suffisante quantité de sirop cuit à la petite
plume.

Il est important de ne faire le mélange que
quand le sucre sera à peu près refroidi; sans
cela, la conserve perdrait sa belle couleur
rouge; il est même préférable de mêler du

sucre en poudre à la pulpe de cynorrhodon :
par ce moyen, la conserve a une teinte rouge
beaucoup plus belle.

Cette conserve a les mêmes propriétés que
la précédente; mais elle est plus active et
doit, dans le plus grand nombre des cas, lui
être préférée.

Il est souvent avantageux de commencer par
la conserve de roses et de donner ensuite celle
de cynorrhodon pour achever la guérison.

DE LA RÉCOLTE DES PLANTES.

Nous comprendrons sous ce titre la récolte proprement dite et la dessiccation.

Les différentes parties de végétaux propres à l'usage médical sont les racines, les
tiges, les écorces, les bois, les feuilles, les
fleurs, les fruits et les semences; et, comme

les époques les plus favorables à la récolte de chacune de ces parties sont très-variables, nous leur consacrerons à chacune un chapitre particulier.

DE LA RÉCOLTE DES RACINES.

On récolte les racines au printemps ou à l'automne indifféremment. A la première époque, on choisira le moment où les feuilles ne font que commencer à se développer et n'ont pas encore absorbé les sucs de la racine. En automne, la racine a bien fourni au végétal les matériaux propres à son accroissement; mais, après la maturité de la graine, les sucs ne sont plus absorbés et les racines reprennent un nouvel accroissement et redeviennent succulentes comme au printemps. On a de plus l'avantage de ne pas détruire un végétal dont les autres parties peuvent être de quelque utilité.

C'est donc en automne, époque à laquelle les sucs sont abondans, qu'il faudra de préférence faire la récolte des racines.

Cependant quelques racines mucilagineuses seulement devront être récoltées de préférence au printemps. Les racines de guimauve, de grande consoude et de pivoine sont de ce nombre.

Les racines aromatiques, amères et astringentes seraient au contraire à cette époque trop riches en principes mucilagineux et peu propres par conséquent aux usages auxquels elles sont destinées.

Il y a quelques racines qui ne sont récoltées que quand elles sont devenues ligneuses; ce sont celles dont on n'emploie que l'écorce; telles sont, par exemple, les racines de bardane, de cynoglosse et de *grenadier* (1).

(1) Nous profiterons de cette occasion pour réparer une omission et parler des propriétés anthel-

Si les racines sont minces et petites, comme les racines de fraisier, par exemple, on les suspend par chapelet dans un endroit bien aéré.

Si au contraire elles sont volumineuses,

mintiques de *l'écorce de racine de grenadier*.

La propriété *ténifuge* de l'écorce de racine de grenadier, déjà signalée dans d'anciens ouvrages, vient d'être constatée de nouveau par un grand nombre d'expériences, desquelles on peut conclure que c'est presque un remède infaillible pour expulser le ténia ou ver solitaire.

Nous allons d'abord donner la manière de préparer ce remède, celle de l'administrer, et nous finirons par indiquer les précautions à prendre dans l'administration de ce vermifuge, ainsi que dans le choix de cette écorce.

On fait macérer pendant vingt-quatre heures deux onces de *racine d'écorce de grenadier* dans deux livres d'eau ; après quoi, on fait bouillir jusqu'à réduction à moitié ; on passe, et on fait prendre en trois doses égales à une demi-heure d'intervalle.

Il arrive quelquefois que les deux premières doses

comme les racines d'iris, on les coupera par tranches dont on fera des chapelets que l'on suspendra au col des bestiaux, comme on fait en Russie pour la racine de rhubarbe, ou bien on les étendra sur des claies, en ayant soin de les remuer souvent pour empêcher qu'elles ne se moisissent.

produisent des vomissemens; mais cela ne doit pas empêcher de prendre la troisième, et il est très-rare que le ténia ne soit pas rendu peu de temps après.

On a l'habitude de faire prendre la veille une potion purgative, composée d'une once et demie d'huile de ricin dans du bouillon gras ou mélangée à partie égale de sirop de limon ; cette potion est donnée dans le but de nettoyer les intestins et de débarrasser le ténia des matières qui pourraient l'entourer.

Quelques médecins conseillent d'employer de préférence l'écorce sèche ; d'autres pensent que la fraîche vaut mieux. Les expériences de M. Pichonnier fils, pharmacien à Vimoutier, viennent à l'appui de l'opinion de ces derniers, et prouvent de plus que la racine verte a sur la sèche l'avantage de ne pas déterminer de vomissemens.

On conseille généralement de laver les racines avant de les faire sécher ; nous pensons qu'il serait plus convenable de les nettoyer avec une brosse et de répéter de temps en temps cette opération que de les laver, ce qui les rend plus difficiles à sécher et les dispose à se moisir.

Il est au contraire avantageux de conserver quelques racines dans leur état de fraîcheur nécessaire à la conservation de leurs propriétés ; telles sont, par exemple, les racines de guimauve, de grande consoude, de pivoine, etc.

Les bulbes, que nous rangerons aussi au nombre des racines, sont ordinairement conservés dans des endroits humides, dans la cave, ou mieux encore dans la terre, dont on ne les tire que quand on en a besoin.

Quelques bulbes, comme ceux de scille, par exemple, se font sécher ; et, quand on fait cette opération, on ne conserve que les squammes moyennes, et l'on rejette celles qui sont situées à l'extérieur et celles qui forment le centre.

DE LA RÉCOLTE DES TIGES OU BOIS.

On doit récolter les bois en hiver; cette époque en rendra la dessiccation beaucoup plus facile.

Les bois se dessèchent très-facilement; il suffira de les exposer dans des endroits bien aérés.

DE LA RÉCOLTE DES ÉCORCES.

Il faut faire la récolte des écorces avant la floraison, ou quand la végétation est entiè-rement terminée; car, si on choisissait une époque intermédiaire, il arriverait ce qui a été prévu pour les racines, les écorces ne renfermeraient presque plus des principes qui les caractérisent; mais, comme pour les racines, on choisira le moment où la graine est entièrement mûre.

On ne prendra d'écorces ni sur des arbres trop jeunes, ni sur des arbres trop vieux.

Quand elles sont trop vieilles, les écorces doivent être rejetées, ou, pour mieux dire, on ne doit pas les lever; on les reconnaîtra à ce qu'elles sont fendues : dans cet état, les parties médicamenteuses sont altérées et les matières salines épuisées par l'action de l'eau qui les a entraînées.

DE LA RÉCOLTE DES FEUILLES.

La récolte des feuilles se fait ordinairement quand la végétation est dans toute sa vigueur et à l'époque où les organes de la reproduction commencent à paraître. Plus tôt elles contiennent peu de sucs propres, et plus tard elles commencent à se faner et à changer de couleur, ce qui est une indication de ne pas les employer.

Pour opérer la dessiccation des feuilles, on en fait de petits paquets que l'on attache en chapelet et que l'on expose au soleil pour les faire sécher. Il y en a qui, à cause de leur ténuité et de la quantité considérable de liquide qu'elles recèlent, demandent beaucoup de soins : il faut les faire sécher le plus promptement possible ; sans quoi elles s'altèreraient, deviendraient noires et ne seraient plus bonnes.

Le plus souvent, quand il s'agit d'herbes chargées de sucs abondans, après avoir séparé et rejeté les racines, on les étend sur des draps et on les expose aux rayons du soleil ; quelquefois on les place dans une étuve, dont la température doit être portée de vingt degrés à trente-six ou quarante ; il faut avoir soin de bien les remuer, afin que

la dessiccation se fasse d'une manière égale :
sans cette précaution, il arriverait que les
couches superficielles seraient sèches, tandis
que les autres, non-seulement ne sècheraient
pas, mais encore prendraient un mauvais
goût qui les rendrait impropres à l'usage
auquel on les destine.

Les herbes moins humides exigent un degré de chaleur un peu moins considérable
pour être desséchées.

DE LA RÉCOLTE DES FLEURS.

Il est impossible d'assigner une époque
fixe pour la récolte des fleurs; le plus souvent c'est quand la fleur est entièrement
épanouie, et que les pétales sont parvenus
à leur état d'accroissement; quelquefois on
cueille les fleurs encore en boutons, mais
cela est rare; et les roses de Provins et les
fleurs à aigrettes, dont le développement se

fait par l'humidité, sont les seules fleurs qui exigent cette précaution, sans laquelle les roses perdraient leur couleur rouge, et surtout une partie du principe astringent qui les caractérise.

D'autres, telles que la petite centaurée, l'arnica montana, la camomille, etc., ne se récoltent qu'après la fécondation, et quand les fleurs commencent à se faner. /A cette époque le principe amer dont elles sont pourvues est bien plus développé qu'à l'époque de la floraison.

Quant à l'époque de la journée la plus convenable pour en faire la récolte, c'est quand la rosée est évaporée, et autant que possible par un beau temps, car l'humidité qui les recouvre le matin nuirait à leur dessiccation et altérerait les principes dont elles sont douées.

Si au contraire on devait faire, des fleurs que l'on récolte, un prompt usage, soit pour

les mettre en macération dans un liquide quelconque, soit pour les soumettre à la distillation, il serait convenable de les cueillir avant
le lever ou après le coucher du soleil; car
son action sur les plantes, dont l'odeur est
due à une huile essentielle, les volatilise en
partie, et affaiblit le principe qu'on se propose d'obtenir par la distillation.

Quand les fleurs que l'on veut faire sécher
sont petites, et réunies en grand nombre sur
un support, ce qu'on appelle sommités fleuries, comme le sureau et toutes les fleurs en
ombelles, on les cueille avec leur pédoncule,
et on les réunit en petites bottes que l'on
étend en chapelet au soleil et dans des greniers.

Certaines fleurs, à cause de leur délica-
tesse, le coquelicot, les fleurs de mauve, de
grenadier, par exemple, doivent être desséchées le plus promptement possible, sans

quoi elles s'altèrent, noircissent, et perdent leurs propriétés.

Les tiges et les sommités fleuries qui renferment une certaine quantité d'humidité, telles que les fleurs d'hyssope, de petite centaurée, de millepertuis, etc., doivent être enfermées dans des sacs de papier que l'on fait sécher à l'ombre pour que le soleil n'en altère pas les couleurs.

On a conseillé de faire subir aux fleurs de violettes, avant de les faire sécher, une sorte de lavage, qui consiste à les étendre sur un tamis, et à verser avec un arrosoir de l'eau chaude en pluie très-fine, jusqu'à ce que l'eau qui passe devienne légèrement bleue, de verte qu'elle était dans le commencement de l'opération. On prétend que par ce moyen elles conservent leur couleur, ne perdent pas de leur odeur, et fournissent un sirop plus sensible à l'action des alcalis et des acides.

18.

Ce procédé peut être bon, mais nous pensons qu'il est tout aussi convenable, et surtout plus commode, de faire tout bonnement sécher les corolles, privées de leurs étamines et de leurs calices, entre deux papiers, dans une étuve chauffée à quarante degrés.

Les roses et les œillets se font sécher de la même manière, en ayant bien soin de leur enlever leurs onglets.

DE LA RÉCOLTE DES FRUITS.

Considérés sous le rapport pharmaceutique, les fruits sont divisés en deux classes : les fruits charnus et les fruits secs.

Quand on veut employer les fruits charnus frais, il faut les choisir bien mûrs et pleins de sucs; mais si on doit les faire sécher, on les cueille un peu avant la maturité et par un temps sec. On devra excepter de cette règle générale les framboises, les mû-

res, les fraises et les groseilles, qui, à cette
époque, donneraient des sucs visqueux susceptibles de s'altérer très-promptement. Il
sera donc convenable d'attendre la maturité,
mais de ne pas attendre qu'elle soit trop
avancée.

Quant aux fruits charnus que l'on a l'intention de conserver, on devra en faire la
récolte avant la maturité qui doit s'achever dans les fruitiers.

Les fruits à capsules, comme le pavot, par
exemple, doivent être récoltés à leur parfaite
maturité, mais avant cependant que les graines tombent.

Il est plusieurs fruits dont on enlève l'é-
corce extérieure, comme le citron, les oran-
ges, les bigarades, les limons; mais comme
on ne se sert que de leur épiderme connu
sous le nom de *zest*, il faut l'enlever avec
soin de la partie blanche qu'il recouvre.

Les fruits peu charnus ne demandent pas de grands soins pour être desséchés. On se contentera de les étendre dans un grenier bien aéré et exposé au soleil.

Les fruits pulpeux, comme la figue, la prune, etc., ne doivent jamais être séchés au point de devenir tout-à-fait durs; il suffit d'en faire évaporer l'excès d'humidité, ce qu'on obtient facilement en les exposant à une chaleur d'abord très-douce, qu'on élève ensuite peu à peu jusqu'à ce qu'ils soient convenablement desséchés..

DE LA RÉCOLTE DES GRAINES OU SEMENCES.

Les semences doivent en général être récoltées à leur parfaite maturité, et à plus forte raison si ce sont des semences émulsives; pour ces dernières, on aura bien soin de ne les prendre que des fruits pleins, bien conservés et parfaitement mûrs.

Quand les graines sont renfermées dans une enveloppe ligneuse, comme les noix, les noisettes, les amandes et les pistaches, on ne les en tire qu'au moment d'en faire usage. Elles y sont garanties de l'air et de l'humidité, et se conservent beaucoup mieux.

Pour faire sécher les semences émulsives, farineuses, et en général toutes les autres, il suffira de les étendre dans des greniers exposés à un libre courant d'air, et d'avoir soin de les remuer souvent pour changer les surfaces en contact avec l'air.

FIN.

VOCABULAIRE

DE QUELQUES MOTS TECHNIQUES

EMPLOYÉS DANS LE COURANT DE CET OUVRAGE.

A

ABSORPTION, *s. f.* On entend par absorption une fonction en vertu de laquelle les êtres organisés vivans attirent dans des pores ou des vaisseaux particuliers les fluides qui les environnent.

ACOUSTIQUE, *adj.* qui appartient à l'ouïe.

ADHÉSIF, SIVE, *adj.* qui adhère. On dit : *un emplâtre adhésif,* de celui qui tient à la peau ; *une inflammation adhésive,* qui réunit des parties qui ne l'étaient pas.

ADYNAMIQUES, *adj.* fièvres adynamiques. Ces maladies sont caractérisées par l'abattement des forces et la difficulté ou l'impossibilité des mouvemens.

ALCALIS, *s. m.* Les alcalis sont des substances solubles dans l'eau, douées d'une saveur urineuse et âcre, et ayant pour caractère distinctif de verdir le sirop de violette.

ALVINES, *adj.* (déjections alvines) les matières fécales ou les excrémens.

AMÉNORRHÉE, *s. f.* suppression du flux menstruel ou des règles.

AMYGDALES, *s. f.* On appelle ainsi deux corps qui ont les formes d'une amande et qui sont situés sur les parties latérales de l'ouverture du gosier.

ANGINE, *s. f.* On comprend sous ce nom l'inflammation des différentes parties de la membrane muqueuse qui revêt la gorge, le larynx, le pharynx, l'œsophage, la trachée-artère et les bronches.

ANTHELMINTIQUE, *adj.* remède qui tue ou chasse les vers ; synonyme de *vermifuge*.

ANTI-PHLOGISTIQUES, *adj.* On donne ce nom aux moyens qu'on emploie pour combattre l'inflammation.

ANTI-SCORBUTIQUES, *adj.* se dit des médicamens employés à combattre le scorbut.

ANTI-SCROFULEUX, *adj.* nom des substances propres à combattre les maladies scrofuleuses.

ANTI-SEPTIQUES, *adj.* nom donné aux substances médicamenteuses qui jouissent de la propriété de s'opposer à la putréfaction ou d'en arrêter les progrès.

Anti-siphilitiques, *adj.* nom des remèdes qu'ou oppose à la maladie vénérienne.

Anti-spasmodiques, *adj.* nom que l'on donne aux substances qui s'opposent aux affections nerveuses.

Anti-vomitive, *adj.* Potion anti-vomitive, qui s'oppose aux vomissemens.

Anus, *s. m.* Ce mot sert à désigner l'orifice inférieur des intestins ou du rectum.

Apéritif, *adj.* qui est propre à ouvrir ou à rétablir la liberté dans les voies biliaires, urinaires, etc.

Aphtes *ou* Aphthes, *s. f.* nom donné à de petits ulcères superficiels qui affectent la membrane muqueuse de la bouche.

Appareil, *s. m.* On entend par appareil un assemblage d'organes qui concourent à l'exercice d'une même fonction ; on dit *appareil digestif* pour représenter toutes les parties qui concourent à cette fonction. — Se dit aussi de toutes les pièces nécessaires à un pansement, à une opération ; aussi dit-on, *lever l'appareil*, pour dire, *le premier pansement.*

Aromatiser, *v. a.* ajouter une substance aromatique à un médicament.

Arome, *s. m.* On donne ce nom au principe de l'odeur des végétaux.

Articulaire, *adj.* qui a rapport aux articulations.

Asphyxie, *s. f.* On entend généralement par asphyxie la suspension de la vie par des causes qui agissent spécialement sur les organes de la respiration.

Astriction, *s. f.* action d'une substance astringente sur un corps.

Astringent, *adj.* qui resserre. Les *astringens* sont des médicamens qui arrêtent ou diminuent une évacuation quelconque, en resserrant les orifices par lesquels elle s'opère.

Atonique, *adj.* Cet adjectif est applicable à toute maladie occasionée ou entretenue par défaut de ton.

Axonge, *s. f.* graisse de porc purifiée.

B

Bain de sable, *s. m.* Le *bain de sable* est une quantité plus ou moins considérable de sable chaud qui est employé dans le même but que le *bain-marie.*

Bain-marie, *s. m.* Le *bain-marie* est un liquide chaud dans lequel on plonge un vase contenant un autre liquide que l'on veut chauffer de cette manière ou auquel on veut conserver le degré de chaleur qu'il a.

Béchique, *adj.* synonyme de *pectoral.*

Blanchet, *s. m.* nom donné à un morceau de laine

blanche à travers lequel on filtre des sirops ou des liquides épais.

BLENNORRHAGIE, *s. f.* écoulement inflammatoire de mucus sécrété par la membrane du canal de l'urètre dans les deux sexes, et du vagin chez la femme.

BRONCHES, *s. f.* On appelle *bronches* les deux conduits qui naissent de l'extrémité de la trachée-artère et portent l'air dans les poumons.

C

CALORIQUE, *s. m.* synonyme de *chaleur*.

CANAL, *s. m.* cavité étroite, plus ou moins alongée, qui donne passage à un liquide ou à certains organes.

CAPSULE, *s. f.* Une capsule est un péricarpe sec renfermant une ou plusieurs graines.

CARREAU, *s. m.* C'est le nom qu'on donne communément à la dégénérescence tuberculeuse des glandes du mésentère.

CATARRHAL, *adj.* qui appartient ou qui a rapport au catarrhe.

CATARRHE, *s. m.* mot employé pour désigner un écoulement de fluide par une membrane muqueuse.

CAUTÉRISANT, *adj.* qui brûle.

CHARPIE, *s. f.* On appelle ainsi des filamens qu'on

obtient en effilant du linge usé, qu'on à d'abord coupé par petits morceaux.

CHLOROSE, *s. f.* maladie propre au sexe féminin, caractérisée par la langueur générale, la pâleur de la peau et beaucoup d'autres accidens nerveux; synonyme de *pâles couleurs*.

CHOPINE, *s. f.* mesure de capacité qui contient seize onces et demie de liquide.

CHRONIQUE, *adj.* On appelle ainsi les maladies dont la durée est longue et dont les symptômes se développent et se succèdent avec lenteur.

CIMOLÉE (terre), *adj.* sorte de terre qui provient du frottement des instrumens sur les meules des couteliers.

COLATURE, *s. f.* On donne le nom de *colature* au produit résultant de la filtration.

CONCASSÉ, *adj.* brisé par petits morceaux.

CONCRET, *adj.* synonyme d'*épais;* il s'applique plus particulièrement aux liquides.

CÔNE, *s. m.* pyramide dont la base est un cercle; les fruits des pins, des sapins sont des cônes.

CONGESTION, *s. f.* accumulation d'un liquide dans une partie quelconque.

CONIQUE, *adj.* qui a la forme d'un cône.

CONJONCTIVE, *s. f.* membrane muqueuse ainsi nommée parce qu'elle unit le globe de l'œil aux paupières.

Cornée transparente, membrane de l'œil différemment colorée et semblable à un segment de sphère surajouté à une plus grande.

Corolle, *s. f.* La corolle est la partie colorée qui forme la fleur; elle est composée d'une ou de plusieurs parties qu'on appelle *pétales*.

Correctif, *adj.* On appelle *correctif*, dans une formule pharmaceutique, une substance que l'en ajoute à un médicament pour en adoucir ou modifier l'action.

Coryza, *s. m.* nom donné à l'inflammation de la membrane muqueuse des fosses nasales. Ce mot est synonyme de *rhume de cerveau*.

Crucifères, *s. m.* On a donné ce nom à une famille de plantes dont les fleurs sont formées par quatre pétales disposés en croix.

Cutané, *adj.* qui appartient à la peau.

D

Débile, *adj.* qui est dans un état de faiblesse.

Débilité, *s. f.* faiblesse.

Décanter, *v. a.* opération par laquelle on sépare un liquide des matières qui sont en dépôt. On décante ordinairement en inclinant le vase et versant doucement le liquide qui surnage le dépôt.

Densité, *s. f.* Quand il s'agit de liquides, ce mot est synonyme d'*épais*.

Dentifrice, *s. m.* nom donné à diverses poudres et à des opiats propres à nettoyer les dents.

Dérivatif, *adj.* moyen propre à attirer une irritation dans un lieu différent de celui qu'elle occupe.

Dérivation, *s. f.* effet produit par l'action d'un *dérivatif*.

Désinfectant, *adj.* qui a la propriété de détruire les miasmes qui infectent l'air, les lettres, les vêtemens, etc.

Dessiccatif, *adj.* On donne ce nom à certains remèdes qui dessèchent les plaies et les ulcères.

Dessiccation, *s. f.* opération par laquelle on prive un corps en partie ou en totalité de l'humidité qu'il contient.

Déterger, *v. a.* synonyme de *nettoyer* ; il se dit des plaies et des ulcères.

Détersif, *adj.* qui jouit de la propriété de déterger.

Diarrhée, *s. f.* maladie caractérisée par des évacuations alvines, liquides et fréquentes ; synonyme de *flux de ventre*.

Digérer. *Voyez* Digestion.

Digestion (Pharm.), *s. f.* opération qui consiste à faire dissoudre certaines substances solides dans de l'eau, dans de l'alcool ou tout autre liquide.

DIURÉTIQUE, *adj.* On donne ce nom aux médicamens qui ont la propriété de favoriser la sécrétion de l'urine.

DYSENTERIE, *s. f.* inflammation des membranes intestinales caractérisée par la douleur du ventre, le tenesme et l'excrétion de mucosités le plus souvent sanguinolentes.

E

ÉBULLITION, *s. f.* état d'un liquide qui bout : entrer en *ébullition*, commencer à bouillir.

ÉDULCORER, *v. a.* rendre agréable par l'addition d'un sirop, de sucre ou de miel.

ÉMERIL, *s. m. Bouchés à l'émeril* se dit des flacons dont le bouchon a été ajusté au goulot par le moyen d'émeril en poudre.

ÉMÉTO-CATHARTIQUE, *s. m.* remède à la fois vomitif et purgatif.

EMMÉNAGOGUE, *s. m.* et *adj.* On donne ce nom aux médicamens propres à provoquer ou à rappeler l'écoulement des *règles*.

EMPLASTIQUE, *adj.* qui s'attache à la manière des *emplâtres*.

ÉPIGASTRIQUE, *adj.* On donne le nom de *région épigastrique* au creux de l'estomac.

Escharre, *s. f.* On donne ce nom à une partie morte et qui est encore adhérente aux parties vivantes.

Espèces, *s. f.* On appelle ainsi la réunion de diverses substances analogues par leurs propriétés médicinales.

Étuve, *s. f.* pièce que l'on chauffe à différens degrés et dans laquelle l'air ne se renouvelle que lentement.

Excipient, *s. m.* On donne ce nom aux substances liquides ou solides propres à dissoudre ou auxquelles on peut incorporer certains médicamens.

Excoriation, *s. f.* plaie légère qui n'intéresse que la peau.

Expression, *s. f.* opération par laquelle on sépare le suc des fruits ou des plantes en les comprimant.

Extemporané, *adj.* Cette expression est applicable aux médicamens qui se font sur-le-champ.

F

Fébrifuge, *adj.* On appelle *fébrifuges* les médicamens au moyen desquels on chasse la fièvre.

Filtre, *s. m.* Le plus souvent les filtres se font en papier gris ou en papier Joseph, auquel on donne la forme d'un cône plissé pour qu'il puisse être introduit dans un entonnoir.

FILTRER, *v. a.* opération qui a pour objet la clarification d'un liquide au moyen d'un filtre.

FLATUOSITÉS, *s. f.* accumulation de vents dans les intestins, avec émission par haut et par bas.

FONDANT, *s. m.* et *adj.* On donne ce nom aux médicamens et plus particulièrement aux emplâtres qui jouissent de la propriété de favoriser la fonte des humeurs épaissies ou coagulées.

G

GASTRIQUE, *adj.* qui appartient, qui a rapport à l'estomac.

GOÎTRE, *s. m.* On nomme ainsi une tumeur au-devant du larynx et de la trachée-artère, et formée par l'augmentation de la glande thyroïde.

GRUMEAUX, *s. m.* On donne ce nom à des parties solides qui composent certains précipités : par exemple, le lait caillé par un acide laisse précipiter des *grumeaux.*

H

HÉMATÉMÈSE, *s. f.* vomissement de sang provenant de l'estomac.

HÉMORRHAGIE, *s. f.* écoulement de sang, de quelque endroit qu'il vienne.

Hydrocèle, *s. f.* tumeur formée par de l'eau. On donne spécialement ce nom à une tumeur formée par une accumulation de sérosité dans la tunique séreuse qui contient le testicule.

Hydropisie, *s. f.* terme générique sous lequel on comprend toute accumulation du liquide séreux, quel que soit d'ailleurs son siége.

I

Immersion, *s. f.* action de plonger dans l'eau.

Incorporer, *v. a.* mêler intimement une substance médicamenteuse à un corps gras, liquide ou solide.

Instiller, *v. a.* verser goutte à goutte. Cette opération s'applique plus particulièrement aux collyres que l'on veut introduire entre les paupières.

Ischiatique, *adj.* nom donné à un cataplasme qui passe pour guérir les douleurs sciatiques.

K

Kermétisé, *adj.* qui contient du kermès.

L

Laxatif, *adj.* On donne ce nom aux purgatifs doux et qui purgent sans produire d'irritation.

Laxité, *s. f.* faiblesse. On dit qu'un organe est

dans un état de laxité quand il est relâché ou qu'il manque de ton.

LEUCORRHÉE, *s. f.* écoulement blanc. C'est le nom qu'on donne aux fleurs blanches.

LIQUÉFIER, *v. a.* faire fondre, rendre liquide. On l'emploie plus particulièrement en parlant des corps gras et des métaux.

M

MACÉRATION, *s. f.* opération qui consiste à traiter une matière solide par un liquide à la température ordinaire de l'atmosphère.

MAGDALÉONS, *s. m.* On donne ce nom à tous les médicamens que l'on roule en cylindre, et plus particulièrement aux emplâtres.

MALAXER, *v. a.* opérer le ramollissement de certaines drogues en les pétrissant.

MANILUVE, *s. m.* bain de mains.

MATRAS, *s. m.* vase de verre, avec ou sans col, dont le corps est ordinairement sphérique.

MATURATIF, *adj.* On donne ce nom aux topiques ou emplâtres qui jouissent de la propriété de favoriser la maturation d'une tumeur inflammatoire.

MÉDICAMENTEUX, *adj.* qui a la propriété d'un médicament. On dit : une substance *médicamenteuse,* un aliment *médicamenteux.*

Mercuriel, *adj.* qui contient du mercure.

Miasmes, *s. m.* On donne ce nom aux émanations qui s'élèvent d'un individu malade ou de matières animales ou végétales en putréfaction.

Mondé, *adj.* nettoyé, privé de matières étrangères.

N

Narcotique, *adj.* qui a la propriété d'assoupir, comme l'opium, la jusquiame, la belladone, etc.

Névrose, *s. f.* nom générique des maladies qu'on suppose avoir leur siége dans le système nerveux.

O

Oblitération, *s. f.* On appelle ainsi la disparition progressive de la cavité de certains conduits.

OEillère, *s. f.* petit vase de porcelaine, de verre ou de métal, de forme ovale, destiné à appliquer sur l'œil diverses lotions. On le nomme aussi *gondole oculaire.*

OEsophage, *s. m.* L'œsophage est un conduit qui s'étend du pharynx à l'estomac et qui sert de conducteur aux alimens et aux boissons qui s'y rendent.

Officinal, ale, *adj.* nom donné aux médicamens que l'on trouve tout composés chez les pharmaciens.

Oléagineux, euse, *adj.* synonyme de *huileux;* se dit de tout ce qui contient de l'huile ou de tout ce qui en a l'apparence.

Onctueux, *adj.* huileux, gras; synonyme d'*oléagineux*.

Ophthalmie, *s. f.* nom donné à l'inflammation de la membrane muqueuse de l'œil.

Opiacé, *adj.* nom donné à tous les médicamens qui contiennent de l'opium.

Otite, *s. f.* inflammation de l'oreille.

P

Paraplégie, *s. f.* Ce mot signifie, dans la plupart des auteurs, *paralysie* des parties inférieures, la vessie et le rectum compris.

Pectoral, *adj.* On a appliqué cette épithète aux remèdes regardés comme propres à combattre les maladies des poumons et de la poitrine.

Pédiluves, *s. m.* synonyme de *bains de pieds*.

Pédoncule, *s. m.* support qui soutient la fleur ou le fruit.

Périnée, *s. m.* Le périnée est cet espace qui se trouve entre l'anus et les parties génitales.

Pétale, *s. m.* nom qu'on donne à chaque pièce d'une corolle.

Pharynx, *s. m.* Arrière-bouche ou gosier.

Phlegmasie, *s. f.* nom générique donné aux maladies inflammatoires.

Plumasseaux, *s. m.* On donne le nom de *plumasseaux* à de petits gâteaux de charpie auxquels on donne une forme convenable pour le pansement que l'on a à faire.

Porphyrisation, *s. f.* opération au moyen de laquelle on réduit une substance quelconque en poudre impalpable.

Prophylactique, *adj.* préservatif qui prévient une maladie.

Prurigo, *s. m.* On appelle de ce nom une maladie cutanée dont le principal symptôme est une démangeaison fort vive.

Pulmonaire, *adj.* qui appartient au poumon. On dit : *une phthisie pulmonaire, un catarrhe pulmonaire.*

Pulpe, *s. f.* nom donné à la partie molle et charnue des végétaux.

Pulvériser, *v. a.* diviser les corps au point de les réduire en poudre plus ou moins fine.

Purulent, *s. m.* qui est de la nature du *pus.*

R

Ragades ou Rhagades, *s. f. pl.* On donne ce nom à des gerçures ou ulcères étroits et alongés qui se forment vers l'origine des membranes muqueuses, au pourtour de l'anus spécialement, et qui sont dus en général au vice siphilitique.

Rectum, *s. m.* mot latin que l'on a introduit dans

la langue française pour désigner la dernière portion du tube intestinal.

Relachant, ante, *adj*. qui diminue la tension ou l'éréthisme des organes. Les mucilagineux, les corps gras sont au nombre des médicamens relâchans.

Répercussif, ive, *adj*. nom donné aux médicamens qui, appliqués à l'extérieur sur une partie engorgée, repoussent à l'intérieur les fluides qui s'y portent en trop grande abondance.

Résolutif, ive, *adj*. épithète des remèdes qui déterminent ou favorisent la résolution des engorgemens.

Résolution, *s. f.* C'est un des modes de terminaison des inflammations dans lequel la partie malade revient peu à peu, et sans suppuration, à son état naturel; c'est la terminaison la plus favorable.

Rotule, *s. f.* On nomme ainsi un os plat et mobile situé au-devant du genou.

Rubéfier, *v. a.* rougir. On nomme *rubéfians* les moyens employés pour produire cette rougeur.

S

Scillitique, *adj*. qui tient de la nature de la *scille* ou qui en contient quelques principes. On dit: *oximel scillitique*, *vinaigre scillitique*, etc.

Scrupule, *s. m.* poids de vingt-quatre grains, c'est-à-dire du tiers d'un gros.

Sécrétion, *s. f.* fonction par laquelle les glandes prennent dans le sang les matériaux d'un nouveau liquide qu'elles élaborent, tels que le lait, la bile, l'urine, les larmes, la salive, etc.

Sédatif, ive, *adj.* synonyme de *calmant.* Un médicament sédatif est celui qui modère une action organique augmentée.

Sinapisé, *adj.* qui contient de la moutarde : bain de pieds *sinapisé.*

Siphilitique, *adj.* qui est de la nature de la maladie siphilitique ou maladie *vénérienne.*

Sirupeux, euse, *adj.* qui a la consistance de sirop.

Solution de continuité, *s. f.* On appelle ainsi toute division des parties auparavant continues ; les plaies, les ruptures, les fractures sont autant de solutions de continuité.

Sommités, *s. f.* extrémités de la tige fleurie de quelques plantes dont les fleurs sont trop petites pour être conservées isolément.

Spasmes, *s. m.* Ce mot est généralement employé comme synonyme de *convulsions.*

Spasmodique, *adj.* qui tient du spasme : *mouvement spasmodique.*

Spatule, *s. f.* instrument long de cinq à six pouces, en fer, en argent, en buis ou en ivoire. On l'emploie pour couper ou étendre les électuaires, les emplâtres et les onguens. — Les spatules dont se servent les pharmaciens pour remuer diverses compositions ont des dimensions proportionnées à l'usage qu'on en veut faire.

Stibié, ée, *adj.* épithète donnée aux médicamens qui contiennent de *l'antimoine.* On dit : *tartre stibié,* pour désigner le tartrate de potasse et d'antimoine ou l'émétique.

Stimulant, ante, *adj.* nom donné aux médicamens qui jouissent de la propriété d'exciter les organes.

Sudorifique, *adj.* nom donné aux médicamens qui jouissent de la propriété de provoquer les sueurs.

Suppuratif, ive, *adj.* qui facilite la suppuration des abcès.

Syncope, *s. f.* perte complète et ordinairement subite du sentiment et du mouvement, avec diminution considérable ou même suspension totale des battemens du cœur et de la respiration.

T

Ténifuge, *adj.* qui chasse le *ténia.* Le meilleur remède connu jusqu'à ce jour est la décoction d'écorce verte de racine de grenadier. (*Voyez* p. 199.)

Thérapeutique, *s. f.* partie de la médecine qui a pour objet le traitement des maladies.

THORAX, *s. m.* synonyme de *poitrine.*

TONIQUE, *adj.* qui a la faculté d'exciter lentement l'action organique des divers systèmes de l'économie animale.

TOPIQUE, *s. m.* épithète des médicamens que l'on applique à l'extérieur, comme les cataplasmes, les emplâtres, etc.

TORRÉFIER, *v. a.* opération par laquelle on chauffe les matières végétales pour en extraire un principe ou pour donner naissance à un produit nouveau. L'action de brûler le café est un exemple de torréfaction.

TRACHÉE-ARTÈRE, *s. f.* La *trachée-artère* est un conduit qui s'étend depuis la partie inférieure du larynx jusqu'aux bronches.

TRITURATION, *s. f.* opération qui a pour but de réduire certains médicamens en poudre, ou d'opérer le mélange intime d'un médicament quelconque avec un corps gras.

TUNIQUE VAGINALE, *s. f.* On donne ce nom à la membrane séreuse qui contient le testicule.

U

URÈTRE ou URÈTHRE, *s. m.* canal excréteur de l'urine dans l'un et l'autre sexe.

URINO-GÉNITAL, *adj.* qui appartient en même temps

à la vessie et aux parties génitales. On dit : appareil *urino-génital.*

UTÉRUS, *s. m.* mot latin que l'on a introduit dans la langue française comme synonyme de *matrice.*

V

VARIOLE, *s. f.* synonyme de *petite-vérole.*

VÉHICULE, *s. m.* Les pharmaciens désignent sous ce nom tous les liquides susceptibles de dissoudre un ou plusieurs corps : ainsi l'eau, l'alcool, l'éther sont autant de véhicules.

VERTIGES, *s. m.* état dans lequel il semble que tous les objets qui vous environnent tournent, ou que l'on est soi-même entraîné par un mouvement de rotation.

VERMIFUGE, *adj.* nom donné aux remèdes propres à combattre les vers ; synonyme d'*anthelmintique.*

VERMINEUSE, *adj.* qui est produite par les vers : *maladie vermineuse.*

VÉSICANT, TE, *adj.* qui produit la vésication, qui fait l'effet d'une brûlure, d'un vésicatoire.

VOMITIF, TIVE, *adj.* qui provoque les vomissemens : *potion vomitive.*

FIN DU VOCABULAIRE.

TABLE DES MATIÈRES

CONTENUES

DANS CET OUVRAGE.

FIN DE LA TABLE.